中国社会办医案例集：
探索医院战略与运营管理

中国社会办医案例编写组　**编著**

机 械 工 业 出 版 社

本书通过对社会办医的深度解析，阐述了如何经营好一家医院。作者从医院的文化建设、社会责任、战略、管理、质量、科技、服务和资源等不同方面进行分析，使读者能够迅速掌握医院在发展过程中如何少走弯路，实现高效管理。本书是了解社会办医的必读图书。

图书在版编目（CIP）数据

中国社会办医案例集：探索医院战略与运营管理／中国社会办医案例编写组编著. —北京：机械工业出版社，2020.6
　ISBN 978 - 7 - 111 - 66632 - 5

　Ⅰ. ①中…　Ⅱ. ①中…　Ⅲ. ①民营经济-医院-经营管理-研究-中国　Ⅳ. ①R197.32

中国版本图书馆 CIP 数据核字（2020）第 185776 号

机械工业出版社（北京市百万庄大街 22 号　邮政编码 100037）
策划编辑：杨　冰　　　　责任编辑：杨　冰　廖　岩
责任校对：郭明磊　　　　责任印制：孙　炜
北京联兴盛业印刷股份有限公司印刷

2021 年 1 月第 1 版·第 1 次印刷
170mm×240mm·16.5 印张·3 插页·212 千字
标准书号：ISBN 978 - 7 - 111 - 66632 - 5
定价：99.00 元

电话服务　　　　　　　　网络服务
客服电话：010-88361066　机 工 官 网：www. cmpbook. com
　　　　　010-88379833　机 工 官 博：weibo. com/cmp1952
　　　　　010-68326294　金 书 网：www. golden-book. com
封底无防伪标均为盗版　机工教育服务网：www. cmpedu. com

在推進健康中國建設的關鍵時刻，本書為我們洞悉社會辦醫管理難題尋求出路提供了一個借鑒樣本，是一本對當前社會辦醫管理的答疑解惑之作

歲次己亥 陳嘯宏

本书编委会

主　　　任：陈啸宏

常务副主任：郑　宏

副　主　任：薛　镭　吴　韬　刘　潜　段云峰
　　　　　　张仲海　刘　成　王爱平　韦海珠

执 行 主 任：曹　健

委　　　员：邢　沫　李国红　陶红兵　王　丹　武治印
　　　　　　鲍　勇　徐元元　侯胜田　杨　芳　张　丹
　　　　　　胡　丹　刘鹏程　陈　杨　张灿灿　刘　研
　　　　　　路　伟　岳靖凯　陈李炎　汪言安　程　龙

顾　　　问：成立兵　万玲玲　叶　红　张　阳　王玉林
　　　　　　黄卫东　贾　斌　曹永峰　杨建纯　苏　舒

序

　　党的十九大报告明确指出，支持社会办医，发展健康产业。推动社会办医持续、健康、规范发展，是党中央国务院的重大决策和战略部署。社会办医有利于按照建设健康中国的要求，深化医药卫生体制改革，有效增加群众需要的医疗服务供给，更好地保障人民健康，也有利于激发市场活力，释放服务消费能力。国家卫生健康委医管中心、中国医药卫生文化协会共同发起，于 2018 年启动了社会办医案例集的编撰工作，经过多方努力，第一本图书即将编撰出版。

　　社会办医，简言之，就是组织动员社会力量和资源，兴办各类医疗机构，满足人民群众对健康的需求。例如，三博脑科医院是一家集医疗、教学、科研于一体的神经专科医院，依托高校资源，致力于打造"博医、博教、博研"的学院型医院。北京德尔康尼骨科医院，是集医疗、教学、科研、公益于一体，注重人文关怀，以患者就医体验和获得感作为衡量工作成效唯一标准的医院。浙江衢化医院，是一所综合性三级乙等医院，2016 年加入浙江省医疗健康集团，坚持走"大专科、小综合"的差异化发展道路，打造有市场竞争力的品牌医院。深圳龙城医院，是以康复为主、内外妇儿科为辅，坚持"科技兴院""人性化服务"，着力在"提高医疗质量、加强医疗安全、深化优质服务"方面下功夫，致力打造顶尖技术和优质服务兼顾的现代化三级甲等康复医院。武汉亚洲心脏病医院，以"患者认可、业内认可、政府认可"为基准，坚守"以人为本"的服务理念，努力成为让大家都满意的医院。广东三九脑科医院是华润医疗集团旗下的神经系统疾病专科医院，建立了以"更专业、更有效、更经济"为导向的组织架构，以"学科建设、品牌推广和成本控制"为抓手，形成了以人力管控体系为优势的特色管理医院。新疆佳音医院是一家以生殖健康与不孕症专业为特色的三级甲等专科医院，与当地高校、职业院校建立校企合作，实现了"理论与临床实践相结合的专科培养模式"，成为校企合作双赢型医院。

　　我们有理由相信，《中国社会办医案例集：探索医院战略与运营管理》一书的出版，将在一定程度上发挥启迪、示范和引导作用。社会办医的过去、现在和将来都不会一帆风顺。但是，随着各项政策、措施的相继出台和落地，办医环境的不断优化，社会办医犹如大海中的航船，乘风破浪、奋勇向前。

郑宏

中国医药卫生文化协会常务副会长兼秘书长、

原国家卫生计生委药政司司长

前　言

社会办医发展至今，总数已超 2 万余家，占全国医院总数量的 2/3，但与庞大的数量占比所不相称的却是社会办医在发展与经营管理方面依然落后，没有形成高质量的发展态势，一些医院还处于艰难的生存状态之中，因此亟须符合中国本土特色的社会办医管理思想和能够指导与借鉴的管理模式。

本书作为国内第一本社会办医案例集，入围的医院都经过层层筛选、考核与患者满意度测评，最终确定入选医院。这些医院都是在全国或所在区域有着较高影响力的领先型社会办医机构。《中国社会办医案例集》编委会通过对国内社会办医机构的发展历程进行研究和剖析，发现它们无一不在积极践行社会责任。践行社会责任并不会削弱或影响医院的发展，反而能够更加促进医院的发展。例如武汉亚洲心脏病医院积极开展"爱佑童心""亚心关爱基金""彩虹桥"等爱心项目。这些并没有妨碍医院发展成为三级甲等医院并获批国家临床重点学科（心外科）。

本书上篇，编委会通过对我国社会办医的大量调研和文献研究，深刻思考我国社会办医在发展与管理中所遇到的问题，并探索研究提出了我国社会办医 CSQTMR 管理模型。模型涵盖文化（Culture）、社会责任（Social Responsibility）、战略（Strategy）、服务（Service）、质量（Quality）、科技（Technology）、管理（Management）和资源（Resource）八个方面，这也是所有经营成功的医院所必须具备的八大要素。

中篇通过对七家医院的案例进行深度剖析，来阐述在我国如何经营好一家医院，在医院发展的过程中如何少走弯路，借鉴其成功做法。管理不在于知，而在于行。正如德鲁克在《管理的实践》一书中指出的那样，管理的精髓在于：管理使命、承担责任和勇于实践。实践才是检验真理的唯一标准。这七家医院分别为武汉亚洲心脏病医院（三级甲等）、三博脑科医院（三级甲等）、广东三九脑科医院（三级甲等）、深圳龙城医院（三级甲等）、新疆佳音医院（三级甲等）、浙江衢化医院（三级）、北京德尔康尼骨科医院（二级甲等）。其中既有综合性医院也有专科医院，既有位于北京、广州等发达城市的医院，也有位于西北地区和东部三线城市的医院，具有一定的代表性和典型性。这七家医院分别在医院文化、社会责任、战略、管理、质量、科技、服务和资源八个方面各具特色、各有所长。希冀读者能够从这七家医院所走过的路程和探索出的经验中，有所借鉴，择其善者而从之。

下篇对于近几年来创新的互联网医院、第三方独立检验中心和医生集团进行模式介绍与发展探索。通过以上案例的剖析，为我国社会办医的未来提供借鉴。

以史为鉴，可以知兴替；以人为镜，可以明得失。编写案例，其最终价值在于能够为读者提供借鉴价值、启发价值和创新价值；其目的是鉴于案例，资于管理。

一个优秀的管理案例，其首要价值在于带来借鉴价值，乃至将其视为对标企业，进行标杆管理。通过借鉴其他医院的成功做法，来实现自我的成功。不只临渊羡鱼，更需退而结网。胡适在《人生有何意义》一书中说到，凡富于创造性的人必敏于模仿，凡不善模仿的人绝不能创造。案例编写大抵也是这个初衷，即为读者找到一些可以模仿与借鉴的对象。

对于读者来说，阅读案例首先需要化身成医院经营管理者，肩负起解决问题的责任，然后再积极思考、勇于实践才能获得最大收获。

我们希望，今后能有更多的社会办医积极践行社会责任。通过学习、借鉴成功医院的经验与做法，进行科学化管理，尤其是在医院文化、社会责任、战略、管理、质量、科技、服务和资源八个方面进行深入研究和精耕细作，为推进健康中国贡献力量。

目 录

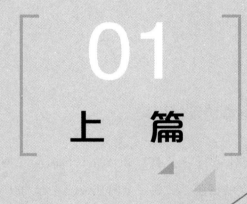

01

上　篇

第一章 中国社会办医现状

一、我国社会办医发展历程

1835 年，基督教传教士派克在广州成立眼科医局（博慈医院），成为我国第一家现代意义上的医院。随后，全国陆续建立起 300 多家教会医院。这也是我国最早期的社会办医。

我国社会办医的发展与经济体制建立、转轨及社会转型相适应。1984 年我国第一家民营医院诞生，1990 年正式合法化，到 2018 年年末社会办医数量已突破 2 万家。社会办医发展迅速，主要经历了以下阶段。

1. 萌芽阶段（20 世纪 80 年代至 90 年代初）

20 世纪 80 年代至 90 年代初，民营医院开始萌芽。

1980 年 8 月，国务院批准卫生部《关于允许个体开业行医问题的请示报告》。明确指出允许个体开业行医。这一政策的松动形态是，允许社会办医，但必须要有组织挂靠。这是我国民营医院发展史上的重要一步。自此以后，民营医疗机构登上历史舞台。

1989 年，《关于扩大医疗卫生服务有关问题的意见》提出，允许有条件的单位和医疗卫生人员从事有偿业余服务。自此，独立法人的形式被允许。

1983 年，卫生部在北京协和医院蹲点搞改革，实行"上级拨款包干，超收自行支配，亏损不计"的承包制以后，不少医院改为技术经济责任制，1987 年后又改为承包责任制。此次公立医院改革主要以"给政策不再给钱"的方针促使公立医院一条腿迈向市场化。这个阶段，很多年轻医生纷纷下海创业。

2. 市场化发展阶段（1992—2008 年）

业界将 1990 年定义为中国民营医院发展史上的分水岭。在此之后，我国医疗市场真正活跃起来了。20 世纪 90 年代前期，为了提供更多的医疗服务资源，研究院、大医院的医生采取了和医院进行技术合作的方式。

90 年代后期，为增加医疗服务资源，以应对越来越多的病患需求，医院承包制迅速发展，科室承包也应时出现。这一合作模式被迅速放大并开始扭曲，以莆田系为代表，街头游医纷纷变身为科室承包人。被后人批评的"科室承包"开始出现泛滥的苗头，广被诟病的虚假医疗宣传也大量出现。我国的医疗服务体系开始出现扭曲，医疗信息、医学技术、医疗资源不对称等问题大量出现。

2000 年，卫生部下文叫停公立医院承包乱象，严禁各级各类医疗机构将本单位的科室或业务用房租借或承包给社会上非医务人员从事医疗活动。这从一个侧面反映了问题的严重性。

在进行市场清理的过程中，政策发布允许自然人申请创办医院。也就是在这一时期，莆田系医院迅速发展。

3. 快速发展阶段（2009—2017 年）

2009 年，《中共中央国务院关于深化医药卫生体制改革的意见》出台，这标志着新一轮医改正式开始。国家在民营医疗机构准入和执业等方面，不断出台一系列鼓励性政策。

2010 年，国务院发布《关于进一步鼓励和引导社会资本举办医疗机构的意见》，这是新医改以来第一个专门针对鼓励民营医院和社会力量办医发展的文件，被业界看作是我国民营医院发展真正进入"春天"的标志。在此阶段，中央国企和地方国企纷纷进入医疗领域，如中信集团、华润集团、浙江省医疗健康集团、陕西省健康医疗集团等，打破了此前只是依靠民营医院独撑社会办医的状况，也为社会办医规范化、科学化发展带来了新的力量和冲击。我国社会办医开始进行资源深度整合和管理探索，并涌现出一批获得三级甲等资质，以及获得国家临床重点专科的领先型社会办医机构。

也正是在这一阶段，社会办医数量超过了公立医院，截至 2017 年年末，社会办医数量占比达到了 60.4%，成为我国医疗服务业的一支重要力量。

4. 强化监管阶段（2018 年至今）

2018 年 6 月，国务院办公厅印发《关于改革完善医疗卫生行业综合监管制度的指导意见》（国办发〔2018〕63 号）要求：转变监管理念、体制和方式，从重点监管公立医疗卫生机构转向全行业监管，为实施健康中国战略、全方位全周期保障人民健康提供有力支撑。

2018 年 12 月，国家卫生健康委、国家发展改革委等六部门印发《关于开展建立健全现代医院管理制度试点的通知》，遴选了 148 家医院进行试点，其中就有首都医科大学三博脑科医院，通过建立现代医院管理制度，为医院建立起良好的治理机制和管理体制而且要求社会办医也参照此办法执行。

2019 年，深圳市首次将《深圳经济特区社会办医促进条例》纳入立法程序，这只是一个开端，未来将在一定程度上推动政府主管部门回归到"监管＋服务"的本位，推动公立和社会办医回归医疗的本源。

新医改政策施行十年以来，社会办医从"保增长＋赚钱"向"保健康＋

重质量"的轨道变道。可以预见，我国未来社会办医将向技术化转变，规模化与小型化同步进行，注重质量管理，协调发展。

二、我国社会办医发展现状

1. 社会办医发展迅速

社会办医的现状集中体现在四个增长，即机构数、床位数、在职职工数和服务量都有很明显的增长。从机构数量上看，2003 年民营医院为 2037 家，到 2018 年为 20977 家，增长趋势明显。民营医院床位数占比提升明显，由 2010 年的 11% 提升至 2018 年的 26.3%，但相较民营医院数量差距较大，体现了民营医院数量多、床位少的特点。

2010—2018 年社会办医诊疗人次稳步提升，民营医院诊疗人次从 2010 年的近 1.7 亿人次增至 2018 年的 5.3 亿人次，年均增幅约 16%；同一时期的公立医院诊疗人次年均增幅为 7.3%。但是民营医院诊疗人次占比提升缓慢，每年提升不到 1 个百分点，2018 年民营医院的诊疗人次占比也仅为 14.8%。

从入院人数上看，民营医院入院人数从 2010 年的 799.5 万人增至 2018 年的 3666 万人；近六年民营医院入院人数增长迅速，占比更是从 2010 年的 8.39% 增至 2018 年的 18.31%，相比诊疗人次增幅更大，虽然势头迅猛但仍然远低于公立医院入院人数。

我国社会办医机构数量快速发展，但服务水平和服务能力尚未与机构数量匹配。

2. 规模尚小且发展不平衡

社会办医虽然在机构数量上有了大幅度提高，但增长中以小规模的个人办医居多，卫生技术人员、医院床位数、诊疗服务人数等占比尚小，这说明社会办医的过程中数量建设与内部建设并没有同步进行。截至 2017 年年末，社会办医中小规模医院偏多，200 张床位以上的医院则是以公立医院为主，医院规模分布严重不均衡。

3. 定位专科特色医院但竞争力不足

从不同类型医院的比重看，社会办医进入医疗服务市场时，多数是从小型专科医院入手，凭借自身优势，慢慢细分深入医疗市场，并且逐步向区域外发展形成自己的特色，实现持续快速的发展。但这也说明了社会办综合型大医院难度比较高，自身硬件设施和人才建设都与政府办医有很大差距，很难和政府办医进行市场竞争。

4. 机构分布与经济发展关联不大

将各省的营利性医疗机构数量按照人口数量进行平均测算，每万人人均营利性医疗机构数量方面，最多的为吉林省是 5.28 个，最少的为上海市仅为 0.82 个。将该指标与 GDP 排名进行对比分析，发现营利性医疗机构并未完全按照经济活跃程度分布。

三、社会办医领域关键问题

1. 人才队伍问题

目前，社会办医多采用全国招聘与邀请专家"走穴"相结合的办法，医生多为公立医院的离退休医生、公立医院改制分离出的中青年医生以及刚毕业工作的医生。整个人才队伍"老的老，小的小"，而医院发展的主要力量中青年骨干人才却很难招聘到。

同时，一直被寄予厚望的医师多点执业政策的执行情况也不尽如人意。

现在虽然允许医生多点执业，这在一定程度上缓解了社会办医过程中的人才短缺问题。但由于相关保险制度不健全，一旦在原单位之外的地点行医出现意外，相关医生存在赔付以及官司纠纷的风险。一些公立医院不支持，甚至限制高级职称医生和骨干医生多点行医。目前，多点执业政策的落实情况距离预期目标还有很大差距，尚不能根本解决社会办医机构人才不足的问题。

社会办医机构的自身培养条件不充分。现实中，只有通过临床、教学、科研等多种途径，才能完成医学人才，特别是技术骨干的培养。我国社会办医机构普遍缺乏相应的教学、科研环境和条件，一般只是从事临床治疗工作，很难有效进行人才培养。

此外，现有人事管理、职称评定、职业技能鉴定、专业技术和职业技能培训等制度的限制也是问题，医务人员参加职称评定需要具备科研课题、论文、专著等条件。很多社会办医由于不是医学院校临床教学、实验基地，不具备参加科研、教学的条件，无法进行科研课题立项、科研论文撰写，这些机构的医务人员难以正常参加职称评定。很多社会办医的医生在学术交流、医学科研招标、临床重点学科建设、住院医师规范化培训时往往被卫生行政部门和医学学术团体排除在外，缺乏继续教育的机会，无法了解技术前沿。

2. 经营困难问题

社会办医初始投资规模大，运营专业性要求高，同时受到税收、人才、医保等各种限制，往往投资回收期非常长。很大程度上影响到社会资本举办非营利性医疗机构的积极性，令资本市场上规模巨大、实力雄厚的投资者望而却步。

这也导致社会办医规模普遍较小，中小投资者迫于资金回笼压力，抵御市场风险能力有限，追求短期收益。但在医疗服务领域，需要前期积累客户资源和培养市场信任度，回报周期在五到十年甚至更长，当短期预期目标难以实现时，就会产生掠夺式经营，甚至非法经营。于是导致了许多医疗机构急功近利，坑蒙患者，转手频繁的问题。

社会办医机构在医疗服务市场总体占比偏小，且很多医院规模较小，没有形成规模效应。一些医院在具体管理上仍沿用家族式或相对简化的发展模式，缺乏管理创新和经营经验，在内部运营上自我监管能力欠缺，行业氛围不浓，难以有效管控医疗风险。

资金与运营两方面的不足，往往导致社会办医出现经营困难的局面。

第二章 中国社会办医管理体系探索

社会办医在规模、品牌、影响力等诸多方面均落后于公立医院。落后的原因既有政策束缚，也有管理、人才、资源等方面的制约。为了更好地促进与提升社会办医的发展，我们有必要进行医院管理理论的回顾与总结，并对新体系进行探索。

一、医院管理思想发展历程

2009 年新医改以来，社会办医数量迅猛增长，至今已逾 2 万余家。但是，多数社会办医管理混乱，鲜有机构进行科学有效的管理，更是少有建立现代医院管理制度。20 世纪末，国内有研究人员提出在借鉴国有企业深化改革思路的基础上，建立现代医院制度。此后历经 20 余年的发展，现代医院制度初见端倪。在 2017 年国务院办公厅印发《国务院办公厅关于建立现代医院管理制度的指导意见》，要求到 2020 年基本形成各级各类医院管理规范化、精细化、科学化，基本建立权责清晰、管理科学、治理完善、运行高效、监督有力的现代医院管理制度。

当前，全球医院管理理论日趋走向成熟与完善，但是，对于我国社会办医来说，尚未形成适合自己的管理理论体系。对我国社会办医管理思想的研究，仍处于初级阶段。对于 2 万余家社会办医来说，当务之急便是在医院管理理论上践行中国道路，努力探索中国式的医院管理之道，为打造优秀的社会办医品牌和管理实践贡献力量。

二、我国社会办医管理思想探索

多年来，我们通过对上百家社会办医的深入研究，探索医院背后成功的基因，并将其管理体系探索归纳为 CSQTMR 管理模型（见图 2-1）。CSQTMR 管理模型是以社会责任为基石，文化为医院管理大厦的穹顶。战略、服务、质量、科技、管理、资源为医院管理大厦的支柱。

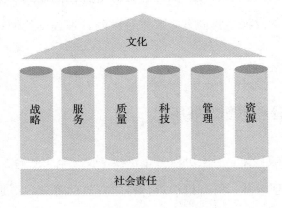

图 2-1　我国社会办医 CSQTMR 管理模型

1. 文化（Culture）

优秀的医院文化无疑是医院组织精神的核心与灵魂。

（1）文化理念

医院的文化理念有三个层次，依次是使命（Mission）、愿景（Vision）和核心价值观（Core Value）。

第一层使命，需要解决的是医院存在的目的与意义何在，这也是医院文化的终极目的。所谓使命，即揭示医院是做什么的，是医院的灵魂。事实上，医院的使命不是由医务管理人员决定的，而是由患者来决定的；不是靠医院的大小、等级来定义的，而是由患者购买服务时满足的需求来定义的。

第二层愿景，即医院的发展目标。例如美国百斯特医疗集团就是通过愿景文化重塑获得了新生，在采用"成为美国最好的医疗机构"这个新愿景后，通过努力奋斗终于取得了巨大成就。

第三层核心价值观，即医院如何才能实现自己的愿景。核心价值观由使命和愿景决定，使命是战略功能定位的哲学表达，愿景是长远战略目标定位的哲学表达。核心价值观用于引导医院的日常决策和运行、规范员工的行事准则，以保证使命的完成和愿景的实现。2011 年，广东三九脑科医院开展"想方设法让患者满意"的系列活动，把"想方设法让患者满意"作为医院长久发展的理念，把提供出色的服务作为对患者"选择脑科医院"最好的感恩。

（2）品牌

随着医疗市场竞争的日益激烈，品牌竞争日渐成为医院竞争的又一焦点。医院品牌表面上承载着患者的信任，背后体现的却是医院的价值观、医疗品质以及服务品质。

例如美国梅奥诊所，通过坚持关注患者的需求，在超过 140 年的漫长岁月里，梅奥诊所的医师和领导者不经意间打造了一个强大的健康品牌。

我国社会办医的医院品牌建设包括：文化品牌、技术品牌和服务品牌。文化品牌是医院品牌的核心与灵魂，医院文化的作用在于它对整个医院及其内部员工的行为和价值观起到引导和约束作用。医院之间的竞争，排在首位的永远是医疗技术的竞争。因此，技术品牌是医院品牌塑造的基础，是医院间竞争的根本。领先型的社会办医在服务品牌建设中走在了公立医院的前面，高质量、规范化的服务应当是社会办医服务品牌建设的重点，也是获取良好声誉的有效途径。

2. 社会责任（Social Responsibility）

从古至今，医学便与社会责任密不可分。社会责任是医院发展的基石，没有优异的社会责任基因，医院的发展注定行之不远。自谢尔顿提出"企业社会责任"（Corporate Social Responsibility，简称为 CSR）概念后，CSR 日益发展成为一种全球性的社会运动，已成为现代管理理论和实践发展历程中最重要的议题之一，企业履行社会责任就应该自觉地"创造利润、遵守法律规定、遵循伦理道德，并且成为优秀的企业公民"。

医院社会责任伴随着现代化医院的进程而备受全世界关注。医院积极履行社会责任对于改变患者对医院的理性认知（认知声誉）和情感态度（情感声誉），改变患者的就医行为和就医意愿，均有显著正向影响，而且还能够增加患者的忠诚度和提升医院竞争力。

新医改以来，我国社会办医的数量快速增长，截至 2016 年年底，16432 家民营医院中非营利性医院共有 6357 家，占全部 19065 家非营利性医院的 1/3。但是，其中相当部分的民营非营利性医院属于"伪非营利性医院"（对于那些既享受税收豁免，又通过各种方式包括供应链管理、高额管理费用支付等手段进行变相分红的非营利性医院，笔者称为"伪非营利性医院"）。

3. 战略（Strategy）

战略就是抉择。首先，对于社会办医来说，战略抉择的最重要一点就是实施差异化。不同的医院应该具有只适合自己、不容易被模仿的战略。其次，战略的精髓在于选择，在特定条件下，必须以最优策略进行应对。

（1）建立战略地图

美国学者卡普兰和诺顿研究发现，企业内部对发展战略需要进行有效沟通、整合一致。为此创造了一个财务面、顾客面、内部流程面与学习成长面四个构面的因果关系链接，称为"战略地图"。

战略地图作为战略与战术的有机结合，目前在医院管理中主要应用于：一是管理战略核心体系，二是资产转化，三是制定差异化战略。

领先型社会办医机构的使命应当是为患者"提供技术优良且周到的医疗服务"，依顾客价值主张的维度逐一设计出患者层面的"战略主题"；根据医院 SWOT 分析与对策逐一设计出财务层面、患者层面、内部流程层面与学习成长层面的"战略主题"；然后逐一对应出构面之间各主题的因果关系，再检查是否存有"战略缺口"的问题，最后考量战略主题的推行是否成功。所以，要依据各主题的定义去设计可量化、客观且可衡量的指标——KPI（Key Performance Indicator），最终将这些条件依据战略地图的架构，完成战略地图的设计（见图 2-2）。

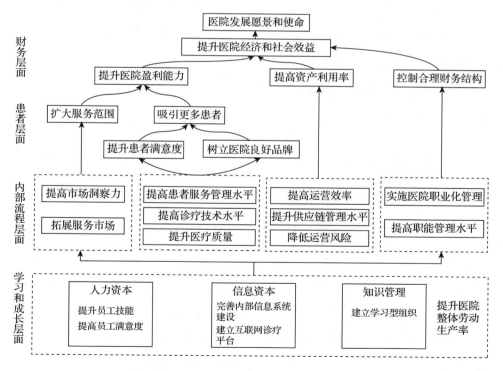

图 2-2　医院战略地图

（2）战略规划

社会办医在发展的过程中，必须结合自身优劣势、本地区医疗资源供给状况等现实条件，科学合理地制定发展战略规划。

一是精准定位，凸显区域特色专科。社会办医应当根据本医院的情况，进行 SWOT 分析，依托现有优势，找准定位，进行错位发展，重点建设特色专科，避免与公立医院进行直接竞争，与其他社会办医避开恶性竞争。例如，深圳龙城医院于 2006 年开始，果断定位于做康复医院，经过 11 年的艰苦发展，最终在康复领域取得较好成效，在 2017 年被广东省卫计委评定为"三级甲等"医院。

二是强化人才建设。重视医疗人才的培养和引进，不断增强医院人才实力，建立以能力和业绩为导向的评价机制，营造"留心留人"的工作环境。

三是注重医院文化建设。优秀的医院文化能够潜移默化地将员工个人理想与医院的愿景和使命有机融合起来并形成合力，为实现共同目标而奋斗。

四是提高医院竞争力。通过与国内外优秀医院合作，不断提升医疗技术、服务水平和品牌价值。

4. 服务（Service）

美国医学家恩格尔（G. L. Engel）提出生物—心理—社会医学的模式后，医疗服务开始被人们所认识，并逐步进入研究视野。服务具有不可分割性、无形性、不可存储性与异质性四大特性。但是，与其他服务不同，医疗服务具有自身的特殊性，即不确定性。除了预防性服务外，医疗服务只有在疾病发生时才能给人带来满足感，这一点不同于普通商品。

医疗服务的生产和消费具有同时性，医务人员与患者的互动关系是医疗服务的特征，这种互动关系成为建立服务品质的关键因素。患者往往对于医治结果的重视程度大于医治过程，但随着医疗技术的同质化趋势和差距逐渐缩小，服务显得日趋重要。

（1）服务体系

在领先型社会办医的服务金三角体系中（见图2-3），服务策略用于阐述医院的核心价值观，体现出患者的需求并明确医院的服务目标。此外，服务策略也是医院让患者了解其理念与价值观的最直接有效的途径。例如梅奥诊所的核心价值观就是患者第一、患者需求至上，正是由于全体员工身体力行于"患者需求至上"的核心价值观，才使梅奥诊所辉煌至今。

医院的服务系统包括医院为患者服务时需要使用的设备和直接为患者提供的一系列服务与产品，即提供各种服务的有形与无形的物资载体。良好的服务系统包括服务设备、服务流程、服务方式、服务沟通。与其他系统相比，服务系统应当是医院经营管理者最重视的系统之一，但管理人员对它的认识又极易产生片面性。

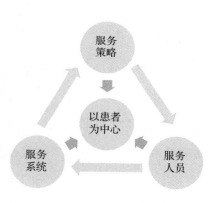

图2-3 社会办医服务金三角模型

在服务金三角模型中，服务人员代表了服务管理中的各方面，可以说是涵盖了医院从上至下的所有员工，也是确保优质服务的关键。患者之所以处于服务金三角模型的中心，在于整个服务三角形的各要素都服务于它，各要素也都是围绕着中心要素相互沟通、共同发展。

（2）服务质量

2009年，《国务院深化医药卫生体制改革领导小组关于进一步推广深化医药卫生体制改革经验的若干意见》指出，我国医疗事业今后发展的重点是提升医疗服务质量。医疗服务与人们的身体健康密切联系，对质量的要求更是尤为重要。1988年，美国国会技术评估局（Office of Technology Assessment，简称OTA）提出"医疗服务质量是指利用医学知识和技术，在现有条件下，增加医疗服务过程中的患者期望结果和减少非期望结果的程度"。这一概念已得到广泛认同，体现了医疗服务从"提供者导向"（Provide Orientation）向"患者导向"（Patient Orientation）的转变。医疗服务质量就是利用合理的方法（医疗服务的各个方面）实现期望目标（恢复患者身心健康和令患者满意）的能力。

医疗技术是医疗服务质量的核心，技术的发展为医疗服务质量的提高奠定了基础。医疗服务的技术质量可以通过技术规范和评价指标得以控制，而非技术质量则与医疗服务过程中患者感知的服务态度、服务行为及服务环境等相关。

衡量服务质量的一个重要工具就是服务质量模型（SERVQUAL），用有形性、可靠性、响应速度、信任和移情作用五个尺度来进行测评。其理论核心是"服务质量差距模型"（Service Quality Model，也称"5GAP 模型"），即服务质量取决于用户所感知的服务水平与用户所期望的服务水平之间的差别程度（因此又称为"期望感知"模型）。用户的期望是开展优质服务的先决条件，提供优质服务的关键就是要超过用户的期望值。

（3）服务效率

目前，评价医院服务投入产出效率的方法主要有五种：比率分析、多元回归分析、计量经济学回归分析、随机前沿分析和数据包络分析（Data Envelopment Analysis，简称 DEA）。其中作为多投入和多产出系统的 DEA 研究最多。但是医院投入产出指标的选择尚未形成统一的体系，且指标筛选过程不科学，主观性强。

在使用 DEA 进行效率分析时，为了保证模型的稳定和有效性，要求决策单元的数量不少于指标变量个数的三倍。但在实际运用中，收集到的决策单元的数量是有限的，纳入的指标过多会影响评价结果的科学性，纳入指标过少则包含的信息有限，从而使评价不全面。

社会办医通过服务效率分析，可以进行对标研究与学习，向标杆医院寻找差距。

（4）服务营销

1969 年，有专家发文呼吁营利性与非营利性事业都需从事营销活动，营销活动发生在实体产品与服务事业中，这些组织活动的核心在于"交换"。在此之前营销的观念只运用于营利性事业。实际上所有牵涉交换的行为，皆适用营销活动，包括医疗机构、艺术中心与政府组织。

德国于 1994 年修订颁布的《医疗广告法》，对医院的广告做出严格规定。第一，医院只能做"形象广告"；第二，广告内容必须与营业许可证中核定的内容相符，不能介绍未经临床验证的诊疗方法等；第三，广告语中不能出现"特色""领先"等表扬词语，如有虚假成分，消费者可据此索赔。在德国，医疗广告有着专门的医疗广告监管委员会。相比德国，我国在医疗广告的监管方面显然还有着漫长的道路要走。不过，我们也看到国内一些领先型的社会办医在硬性广告宣传方面同样有所回避。

（5）医院服务评价

从 20 世纪 80 年代末至今，我国出台了一系列法规、政策文件，明确将患者和医护人员满意度作为评价医院服务的重要组成部分。随着医学模式的转变，患者和医护职工的满意度成了全面客观评价医院服务的有效手段，且可为医院制定发展策略、改进服务质量、构建和谐医患关系提供依据。

20 世纪 90 年代至今，随着我国医院评审工作的开展，医院对自身服务的满意度评价和卫生主管部门对医院服务的满意度评价日益增多，而第三方社会评价则起步较晚。

从国内现有服务评价体系中可以发现，医院更多关注对患者满意度的评价，对医院员工满意度评价的关注却较少。因此，优秀的医院应当树立"以患者和员工为中心"的管理理念。

5. 质量（Quality）

对医疗质量的持续关注，已成为国际医院管理改革的一项发展趋势。2016 年 9 月国家卫生和计划生育委员会发布的《医疗质量管理办法》规定，医疗质量是指在现有医疗技术水平及能力、条件下，医疗机构及其医务人员在临床诊断及治疗过程中，按照职业道德及诊疗规范要求，给予患者医疗照顾的程度。

从国际经验和医疗质量发展趋势来看，完整的医疗质量应当包括医疗服务质量、患者体验、患者安全等。

（1）医疗服务质量

医疗服务质量是一个多维度、多层次的概念。美国医学协会（Institute of Medicine，简称 IOM）将其定义为"健康保健服务改善患者预期结果并与当前医疗技术保持一致的程度"。英国国家临床评价研究所（National Institute for Health and Clinical Excellence，简称 NICE）认为医疗服务质量包括安全、有效和患者体验；并可以从"可及性"和"有效性"两个维度来理解。还有学者认为医疗质量包括三个维度，分别为结构质量、过程质量和结果质量。

对于医院来说，医疗服务质量的高低，对患者有着重要的作用影响。纵观国外近百年的医疗服务质量发展史，可以看出其演进有着阶段性的特点。其发展路线基本可以概括为，从工人质控（Quality Control，简称 QC）到工程师统计质控（Statistical Quality Control，简称 SQC），从全面质量管理（Total Quality Management，简称 TQM）到 ISO9000，以及六西格玛管理、精益管理与卓越绩效模式。由此可见，医院处在不同的发展阶段应采用相对应的质量管理方法。因此，医院在制定质量发展路径前，首先应该了解医院所处的质量发展阶段，聚焦关键问题，选择合理的管理模式，才能使质量提升更加科学、有效。

（2）患者安全

世界卫生组织（World Health Organization，简称 WHO）对患者安全的定义是指：医护人员在医疗护理服务过程中应采取必要的措施，避免或预防患者出现不良后果或伤害，包括差错（error）、偏识（bias）和意外（accident）。推行患者安全制度，其目的在于使患者免于医疗服务过程中的意外，从而导致的不必要伤害。近年来，WHO 多次呼吁全球密切关注患者安全，提出全球共同努力，开展保证患者安全的行动，并推动患者安全文化。

2005 年，由原国家卫计委牵头，在全国范围内组织开展了"以患者为中心"为主题的医院管理年活动，首次提出"患者安全"这一概念，积极引导医疗卫生行业及医疗卫生机构关注患者安全，提高诊疗质量和医疗服务水平，极大地推动了医院医疗安全管理和患者安全建设。

（3）患者体验

患者体验即描述患者在诊疗全过程中的亲身经历和观察与感受。在美国，美国医学研究所（Institute of Medicine，简称 IOM）将患者体验作为评价医疗服务质量和效果的重要指标之一。在英国，各级卫生服务机构（包括国家卫生服务机构）也同样要求进行一系列的患者体验调查。

目前，我国医疗服务质量的评价方式还停留在满意度的测量上，患者体验在我国还未得到足够的重视和普及。对患者就医体验进行科学研究，站在患者的角度探讨其在就医诊疗各个环节的经历、感受和体验，是医学人文理念的充分体现，也是提升患者满意度的重要举措。

对于患者体验的评估，应当实行医疗服务价值指数测评：医疗服务价值指数 = 患者体验/医疗费用支出。

医疗服务的价值指数等于患者体验与医疗费用支出之比，即患者体验感知越好，且医疗费用支出越低，说明医疗服务价值越高。患者体验与医疗服务价值指数呈正相关，提升医疗服务价值指数可以通过提高患者体验或降低医疗费用支出来实现。

患者体验就是站在患者的感官、情感、思考、行动、关联五个方面，把理性与感性打通，赋予患者在行为上更广泛的心理感受，也是患者在医疗过程中对医疗服务的预期、价值感知、服务感知等多个维度的综合评价。

医疗费用支出是患者在获取医疗服务时所付出的成本。这些成本包括时间成本、精力成本和货币成本。

医疗服务价值是医院为提供医疗服务活动而付出的劳动成本，是患者所能感知到的价值与其在获取医疗服务时所付出的成本进行权衡后对医疗服务效用的总体评价。

6. 科技（Technology）

在医疗领域，医院的科技创新包括知识创新和技术创新两种。通过科技创新完善服务模式，搭建医院与患者的交流互动平台，延展就医渠道，利用云平台实现信息共享和医患沟通，满足患者更多需求。构建医院科技管理体系，重视医院科研人才的培养，提高医院科研水平和能力，重视提高科研成果的转化率、实用性和推广性，实现技术进步与实际运用的对接。但是能否进行良好的科技创新，取决于医院的科技创新体系。

对于社会办医来说，科技创新的终极目的是提高疾病诊疗水平，其创新的重点应当是解决疾病诊疗难题，提升临床诊疗能力，提高医疗服务质量。

（1）知识创新

医院知识创新是指在现有医学实践的基础上，对医学理论、医院管理理论等进行创新和发展，使其更好地服务于医疗实践。医院作为典型的知识密集型组织，知识的利用、积累和创新对医院的生存和发展有着重要意义，知识逐渐成为医院的核心资源。越来越多的机构开始通过知识创新来提升组织绩效，从而确立竞争优势。

社会办医开展知识创新，应重点发展以科研团队和/或个人为主体的创新研究。以科研团队为主体的研究是指在当代的科技工作中，科研团队作为一种特殊的团队/组织具有重要意义，其创新能力取决于团队的知识使用机制、团队成员架构、科研氛围和管理模式等。以个人为主体的研究是指个人的知识能力直接或间接影响着组织的知识创新能力，因此个人知识的获取、整合与传递对于组织来说具有非常重要的意义。

（2）技术创新

医院技术创新主要是指医疗技术和医疗手段的创新。医院技术创新包括突破性创新和渐进性创新两种，社会办医的医疗技术创新应以渐进性创新为主，原因在于：第一，医疗技术的实现大多依赖于药品、卫生材料和医疗设备等载体，而这些载体的专业性较强，且创新成本高、创新周期长。因此，对新药品、新材料和新设备等诊治方式的引进、吸收和改良，应当是医院技术创新的体现与起点；第二，社会办医多数规模小、人才、技术、资金有限，难以进行突破性创新。事实上，社会办医院在模仿与改良等渐进性创新方面仍然有很多机会。医疗技术创新并不排斥渐进型创新，例如医疗技术的扩散等行为虽然没有突破性结果，但相对原有技术有所发展就属于医院技术创新的范畴。模仿创新本身就是技术创新的一种模式，因此技术的引进、改造与市场化开发等都属于技术创新的范畴。在现有资源约束下，社会办医应坚持以技术引进为主，消化吸收与创新并举。

（3）社会办医科技创新模式

社会办医进行科技创新往往不同于公立医院，缺乏庞大的人员与资金支持。只能够做一些应用转化型研究创新，鲜有实力从事基础性研究。因此，科技创新的模式应以临床循证研究为主，高新技术研发为辅，建立适应于医院重点学科发展的转化应用型医学综合平台，从而构建适应于社会办医的科研体系和创新平台。

　　社会办医进行科技创新，无须盲目跟随公立医院的科技评价体系，一味追求科研基金与论文数量，导致医护人员不能把主要时间、精力集中于疾病和患者身上。

　　进行高新技术研究是社会办医科技发展创新的重要弯道超车机会。对社会办医机构的领军学科带头人来说，要善于发现临床诊疗中的问题，积极进行转化型科技研发。

　　对社会办医的重点发展学科，必须从人才队伍、研究方向、科研项目、研究成果、成果转化等多方面推进和综合建设。如武汉亚心医院、新疆佳音医院、首都医科大学三博脑科医院等部分领先的社会办医，通过对本院重点学科不断进行科研与人才投入，已经成为国家重点专科建设单位。

　　医院通过组建临床研究创新中心、组织临床医技人员及外部科研人员共同开展循证医学研究，对研究项目进行评价、资助与管理。临床研究创新中心的主要职责是推动医院科研优势与临床资源优势的叠加，并通过协同创新转化为医疗资源优势，可以采用为临床医师配备专业科研人员，即"医师＋临床工程师"的医工组合模式，构筑起全链路、嵌入式创新服务体系。

7. 管理（Management）

　　社会办医的管理模式有别于公立医院。在治理机制上应当完善董事会治理模式和内控机制，倡导实行职业化管理，释放和提升医生生产效率，充分利用社会办医体制的灵活性，采用"企业式"的运营模式，降低成本提高效益。

　　（1）治理机制

　　社会办医的治理机制与公立医院的治理模式有较大不同。第一是指构建"法人治理结构"，即决策权与控制权的配置。其涉及医院运营中的权力结构以及权威的构成和行使方式，是法人治理结构的核心。第二是指人事薪酬管理，这是社会办医治理的一个重要领域，人事薪酬制度以及更加广泛的劳动关系作为医院的日常运营活动之一被纳入微观治理的范畴，其核心在于医院的所有者、管理层与医师工会的关系，而工会被视为参与到医院治理过程中的一个重要的利益相关者。第三是指内部控制，这是社会办医治理结构的重中之重。在西方国家，内部控制的核心是监督职业经理人，防止其滥用权力损害股东的利益。对于社会办医来说，其内部控制的核心也应该是如何加强对管理层的监督管理。第四是指构建合理的股权结构类型。

（2）职业化管理

医院是由医疗专业部门和管理部门结合而成，二者之间的互动关系非常复杂，而且可能面临利益冲突。因此，如何进行分工合作，则需要进行职业化的管理，而国外医院职业化管理由来已久。

医院职业化管理并非院长管理职业化，而是医院管理体系的职业化、专业化。包含决策、参谋、执行三个层面的医院管理人员，应具备与其职业标准和规范要求相一致的知识体系、管理能力和职业道德，并且通过相关考核或职业认定，专业从事医院管理工作。

对已倡导多年的公立医院职业化管理来说，领先型的社会办医早已实现职业化管理，例如武汉亚心医院有一支优秀的职业化管理团队来负责医院运营，进行医疗、行政两条线的差异化管理模式，实行董事会领导下的"总经理、院长负责制"，该管理体制与公立医院的传统模式有较大差异，总经理和院长各司其职，总经理负责医院运营、资源配置和后勤保障；院长负责医疗质量、人才培养和学科发展。

（3）运营模式

成功的医院有着一个共同的特性，就是管理的卓越。科学合理的运营管理模式对于管理来说必不可少，因此建立一套科学、规范、柔性的运营管理体系是现代化医院成长的内在要求，也是提高工作效能，激发职工积极性，保证医院战略目标顺利实现的有效保障。

与公立医院相比，社会办医缺乏政府财政补助，生存发展必须依靠自我循环，盈利能力成为一项必备技能。社会办医的运营管理主要内容有：一是建立法人治理制度和责任制度；二是建立医院组织领导制度，包括设立医院董事会/理事会、管理委员会，明确院长职权，实现投资与管理相制约与平衡；三是完善与优化内部管理制度，包括用人制度改革、分配制度改革等；四是转换经营服务机制，紧紧围绕以患者为中心、提高医疗服务质量、强化经营理念、重视成本和效率；五是建立与医院管理相适应的医院文化。

8. 资源（Resource）

（1）医院资源管理框架

我们将医院资源定义为：直接或间接拥有或控制的、能为医院经营和发展所用，并能给医院带来社会效益和经济效益的"一切事物"，它包括有形与无形资本/资产、能力、文化（以信息、价值观念等存在的知识形式）等方面，而医院则是"资源的集合体"。具体来说，医院资源包括：人力资源、物力资源、财力资源、时间资源、空间资源和信息资源这六类基本要素。

医院的竞争优势源于资源的差异，创造和维持这种差异是医院成功的关键。基于资源理论的观点认为当医院资源是有价且稀缺的时候，医院可以通过自身资源获取竞争优势；而如果要保持长期的竞争优势，医院资源还应具有难以模仿和不可替代的特征。医院的竞争优势源于独特的资源构成，如何通过资源管理实现其竞争优势，可以通过构建资源管理框架来加以解释（见图2-4）。

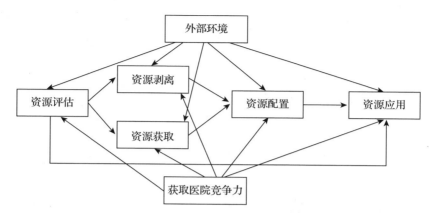

图 2 - 4　医院资源管理框架

医院的资源管理是一个持续、动态、不断重复的过程，资源管理到了应用阶段并不是结束，而是另一个循环的开始。在对医院进行资源管理的同时，管理人员要不断根据变化进行调整，才能保证医院竞争优势的实现。

（2）人力资源

社会办医最大的问题还是人才缺乏的问题。社会办医在人才建设方面的主要问题为：医疗人才引进困难、人才流失较为严重、人才年龄与职称结构不合理、缺乏人才培养能力。因此，如何改善医护人员收入、实现个人发展需求、建立科学有效的管理模式，已经成为社会办医在人力资源体系建设方面的重要问题。

对于社会办医来说，要想较好发展，在人力资源方面必须具有能够吸引外部潜在人才、保持和激励内部人才两方面的能力。社会办医人力资源能力建设从本质上来说就是医院吸引人才的能力。对于社会办医而言，虽然目前在医师引进方面尚不能与公立医院相提并论，但在一定程度上还是能够招聘到相应的人才。可还有一个重要情况就是社会办医中有离职倾向的医务人员几乎占到在职医务人员总数的一半，且实际年离职率为 36.6%，说明社会办医的医务人员稳定性较低，对人才吸引力有限。

社会办医可以采取以下措施促进人力资源的发展：一是多方合作，积极主动与国内外医疗机构、医学院校等合作；二是借助智能化开拓新蓝海，推进医疗服务形式和内容的创新；三是构建科学人才库；四是制定人才培养战略；五是实施人才培养策略的多元化。

总结

成功的医院总是有着相似的基因。但是，成功从来都不是简单的复制。我们的目的是挖掘到决定医院成败的关键要素，并提炼总结为管理理论工具，然后经由知识扩散再复制到更多的医院实践中。正所谓"一花独放不是春，百花齐放春满园"。检验理论的只有实践，无法在管理实践中对医院进行指导的理论只是一纸空谈。面对挑战、与日俱增的竞争压力和不断变化的外部环境，没有规律可循和成功的范式借鉴，我国社会办医的 CSQTMR 管理体系应当可以为我们的运营管理者们提供启迪。

02

中篇

第三章　武汉亚洲心脏病医院：剖析服务与质量并重的密码

武汉亚洲心脏病医院（以下简称"亚心医院"），成立于1999年11月11日，是一家三级甲等心脏病专科医院。医院建筑面积4.9万平方米，开放床位750张，其中，重症监护室床位107张。2018年，医院预约诊疗人次达314645人次，出院人数为30178人。自2003年起，连续16年心脏外科手术量位居全国前三位，华中地区第一位。

亚心医院始终秉承着"尊重、理解、支持、认真、诚信、职责"的十二字箴言。经过多年奋斗与积累，2011年，亚心医院心外科获批国家临床重点学科建设项目；2012年，亚心医院心内科获批"国家心血管介入诊疗培训基地"；同年，医院获得"国家药物临床试验机构"资质；2013年，医院获得国家卫计委"全国卫生系统先进集体"荣誉称号；2015年，亚心医院胸痛中心被授予"中国胸痛中心区域认证中心暨示范中心"；2016年，亚心医院心外科成为"湖北省住院医师规范化培训基地"；2017年，医院获得湖北省"心血管专科护士临床实践基地"资质。

除了来自政府的肯定和嘉奖，患者的良好口碑和自发宣传也是亚心医院制胜的秘诀。由第三方机构进行的患者满意度调查结果显示，亚心医院的患者满意度与多数公立医院相比处于较高水平。

亚心医院以"患者至上、质量为本"作为办院方针，以学科融合为基石，以创新管理模式为根本，打造心脏病专科强势品牌。本案例从服务和质量管理出发，对"亚心模式"进行深入总结和探讨，以期为我国社会办医提供样本，同时给公立医院改革提供参考和借鉴。

一、亚心医院"以患者为中心"的服务理念

（一）亚心医院服务管理背景

医院作为医疗服务的主要提供者，医疗服务质量是其获得竞争优势的关键，如何提高服务质量以实现品牌效应也成为众多医院管理者需要考虑的问题。亚心医院面对同城其他医院的激烈竞争，之所以能够异军突起，并获得广大患者的良好口碑，成为全国最大的心脏病专科医院之一，主要因为其能找准市场定位，从生物—心理—社会医学模式着手，坚持以患者为中心，数十年如一日，逐渐建立起医院的品牌优势。

（二）以患者为中心的服务管理理念

亚心医院作为社会办医的翘楚，在最初进行顶层设计时就确立了医院的管理理念，坚持以学科融合为基石，以创新管理模式为根本，紧紧围绕"以患者为中心"的服务理念，实行医疗、行政两条线的差异化管理模式。

这种差异化的管理模式具体体现在亚心医院实行董事会领导下的"总经理、院长负责制"。该管理体制与公立医院的传统模式有较大差异，作为社会办医，亚心医院另辟蹊径，总经理和院长各司其职，院长负责医疗质量、人才培养和学科发展；总经理负责医院运营、资源配置和后勤保障。医疗线全身心为患者服务，行政线全方位为医疗服务，为了确保行政线能够更好地配

合医疗工作，医院所有行政和后勤部门人员入职后都要接受为期一周的培训，内容主要包括院内感染、急救、质量控制、医患沟通等。通过了解医疗和患者的特殊性，能够确保行政人员与医疗团队顺畅沟通，从而更好地为医疗团队和患者服务。亚心医院通过实行差异化管理，集中全院资源，让患者在医院里有一个安全的医疗保障，同时促进了医疗质量不断提升。

（三）以患者为中心的服务流程设计与优化

1. 服务流程设计

在医疗服务流程设计方面，亚心医院依据门诊、病房、手术、康复设立阶段式服务流程，保障患者在院治疗的每一个阶段均会受到不同专业医生和护士的精心照顾。同时，医疗服务流程质量控制制度中特别强调内外科医生的共同查房与病例讨论，将"医生围绕患者转"的理念落实到每一个环节。亚心医院实行分段管理，针对诊疗各个阶段的特点，每一个环节都配备专业团队进行相应的医疗服务，最大限度满足患者不同阶段的服务需求。具体诊疗流程如下，见图3-1。

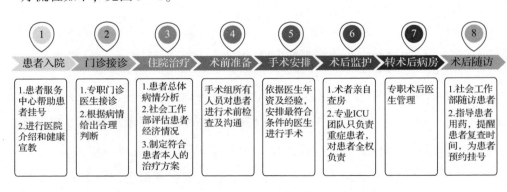

图3-1　患者诊疗分段管理流程图

（1）患者入院

亚心医院设立患者服务中心，安排专人负责帮助患者挂号，并对初来的患者及家属进行介绍和科普宣传教育。贴心周到的设计一扫患者和家属初至陌生环境的紧张和不安，从心理上给予患者和家属心理上的安慰，初步建立患者和家属对医院的信任感与依赖感。

（2）门诊接诊

患者到门诊后首先由不分科的门诊医生接诊。门诊医生通过其丰富的经验和判断力，根据患者的各种影像和检查资料做出初步判断，选择最适合的诊疗方案，比如患者应该直接手术还是先进行药物治疗等，为下一步诊疗计划的实施打好前期基础。该门诊医生只负责从患者的实际病情出发做出判断，不与后续治疗发生联系，避免了各科医生从自身科室利益出发，诱导患者治疗的弊端，有利于患者得到迅速、公平、有效的治疗。

（3）住院治疗

住院以后，病区管床医生和病区主任根据患者所有的检查结果对病情进行分析。同时，社工部也会在了解患者病情的基础上对其家庭条件、参保情况等做出评估，与患者及时沟通，以确定最适合患者的治疗方案。若患者需要接受外科手术，则先由术前医生接诊，将患者身体调整到能够承受手术的状态。当患者具备相应手术指征后，就可以准备接受外科手术。外科手术室则根据患者的病情状况来安排有能力、有资质的手术医生进行手术。

（4）术前准备

在手术的前一天，由手术组人员负责对患者进行术前检查和沟通，从身体和心理上给予患者支持，以缓解患者和家属的紧张和焦虑的情绪。手术组人员包括外科医生、麻醉医师、体外循环医师和手术室护士。此外，由于术后家属不能进入 ICU 病房，ICU 科的医生和护士也需要在术前了解患者的情况，与患者和家属进行沟通，告知相关注意事项。

（5）手术安排

在次日手术过程中，手术组人员各司其职。在亚心医院，外科医生按照培训年资来安排手术，术前开胸、术后关胸等基本程序由低年资医生来完成，手术中间主要的操作部分也就是最精细艰巨的部分必须由经过高级训练的医生来完成。每个人都有自己的业务范围，一旦出现问题，逆向回溯每个程序，就会找到问题的根源和责任人，并有相应的处罚规定。亚心医院接近工业产品流水线式的临床手术流程，从各个环节保证患者的生命安全，是亚心模式的核心所在。

（6）术后监护

手术后患者被送入 ICU 病房进行监护，由重症监护室负责患者术后的康复治疗。在此期间，术者会定期去查房，并与 ICU 病房沟通患者病情以及康复情况，全面掌握患者的术后状态。值得一提的是，与其他医院医生既负责救治重症患者又管理普通病房患者的情况不同，亚心医院组建了专门的 ICU 团队，这个团队里的医生只负责重症患者，专业专精，实现了对重症患者的全权负责。

（7）转入术后病房

待患者病情稳定后由 ICU 转入术后病房，由专门的术后医生负责，管床医生接续进行管理直至患者出院。

（8）出院患者随访

患者出院后，由专门的随访医生进行追踪，对出院患者的用药、复查以及外地患者的检查等问题进行康复指导。

亚心医院的阶段式服务流程，实现了对患者全流程、无缝隙的高质量的服务，满足了患者不同阶段的服务需求。

2. 服务流程改进

六西格玛管理是 20 世纪 80 年代末首先在美国摩托罗拉公司发展起来的一种新型管理方式。推行六西格玛管理就是通过设计和监控过程，将可能的失误减少到最低限度，从而使企业可以做到质量与效率最高，成本最低，过程的周期最短，利润最大，全方位地使顾客满意。

亚心医院 60% 的患者来自武汉市以外的地区，为了减少患者往返次数，医院规定 CT 两小时出报告，但如此短时间出报告对医生、技师和医院管理层造成了很大的压力，亚心医院放射科通过分析工作流程，引进六西格玛管理理念，剔除时间浪费的因素，采取了两大举措：第一，灵活调整放射科医生工作量。以前，每天的影像都平均分给各个医生，但是由于病情复杂程度的差异与医生业务能力的参差不齐，经常出现一部分医生很早完成任务，另一部分医生很晚才能出报告的情况。经过业务流程调整，根据病情的严重程度和医生的年资经验，不再简单地平均分配工作量，而是选取了更灵活的方式，全科室医生共同提升报告效率与质量；第二，分析高峰时间段，合理排班。亚心医院放射科经过分析发现，拍 CT 的高峰出现在上午 10 点以后，10 点以前很少有患者。据此，放射科将大部分医生的工作时间排在上午 10 点开始，中午无休，通过调整排班时间，灵活应对高峰时段，提升报告效率。亚心医院秉承一切以患者为中心，通过持续改进，最终实现了两小时内出 CT 报告的目标，不仅提升了自身的能力也极大地方便了患者，也改善了患者的就医体验。

（四）以患者为中心的部门设置

亚心医院能够在武汉乃至整个中部地区激烈的医疗市场竞争中占得一席之地，绝不仅仅只靠精湛的技术，如何在治疗过程中给予患者及其家属心理上最大的慰藉，也是亚心医院重点关注的内容。看好病只是亚心医院的基本目标，如何让患者更舒心地看好病才是它的终极目标。正是因为亚心医院贴心到位的服务，让亚心医院和患者之间不只是冰冷的契约关系，更让患者在暖心到位的服务中感受来自医学的温度。这一切除了专业的医护团队，也离不开后勤人员的共同努力。

1. 社工部

在亚心医院的医院管理者心中有一个共识，就是希望家属对患者的陪伴是一种精神的陪伴，而不是为患者做检查、缴费等忙前忙后、身心俱疲。由于医学的专业性，普通民众往往不具有专业的医学知识，患者生病时家属往往十分急躁，没有耐心陪同患者做全流程的检查；加上欠缺经验，很多事情考虑不周全，也没办法给患者精神上的支撑。而亚心医院经过培训的护工或护士可以陪同患者检查，并承担起病房里的照护工作，从而把家属还给患者，真正发挥家属精神陪伴的作用，给患者以心理慰藉。

亚心医院是国内第一家配置医务社工的社会办医机构，它有一个特殊的部门——社工部。社工部目前有 7 名员工，不仅具有丰富的临床医疗护理经验，而且具有国家认定的社会工作者职业资格。他们主要负责跟进患者的住院流程，在沟通中了解患者的需求，做好患者生理治疗之外的心理和社会支持。社工部的主要工作内容见表 3 - 1。

表 3 - 1　社工部工作内容

入院 24 小时内	入院 第二天至术前日	术前一日	手术日	术后恢复	出院前
社工自我介绍。患者有困难，找社工	患者是否知晓检查结果及下一步诊疗计划	探望患者及家属，给予心理支持	患者知晓手术时间	术后第几天转入病房	完成满意度调查
解决外地患者家属住宿状况	是否知晓重大检查结果及诊疗方案，补位性沟通	与患者家属沟通，了解对手术方式及风险的认知状况	术者	超出常规监护时间入监护室探访，给予心理和精神上的支持	开展教育小组工作，帮助患者掌握康复知识
了解患者民族、宗教信仰状况	确认手术患者是否知晓手术押金	进行术前相关介绍及社会层面评估		超出常规监护时间，与家属沟通，解决其问题及困难	

（续）

入院 24 小时内	入院 第二天至术前日	术前一日	手术日	术后恢复	出院前
告知患者常规基础检查	告知术前患者需做哪些，进行术前准备等流程	填写医患联系卡		跟进术后重要复查项目的结果	
协助医保患者进行转诊登记、确认是否为特困人群	协助患者办理慈善筹款			了解患者伤口愈合情况	提醒患者遵守出院小结，进行复查及预约

患者入院后，社工会在 24 小时内进行床边探访，帮助其适应新的角色并熟悉环境。社工还要了解患者的基本信息，如民族、宗教信仰、医保转诊、经济状况等。对于经济条件困难的患者，社工会主动告知有哪些慈善救助途径，协助患者准备所需要的相关材料，上报慈善基金会或通过其他救助途径，以争取相关资助；在医保方面，对不清楚办理转诊手续等相关政策的患者，社工会协助办理转诊、解答报销政策，从而帮助患者顺利报销，以避免因政策信息误解导致的个人自付费用上升；在患者住院期间，社工会全程跟进住院流程，与患者进行沟通，及时了解患者是否按照医疗服务流程完成相关检查，是否知晓检查结果及下一步诊疗方案，确定手术治疗后，家属是否了解手术方案、风险、诊疗效果及预后等，若发现存在医患信息不对称的问题，社工会及时跟进，并根据问题进行补位性沟通，解决患者的疑虑和担心。

我国当前医患矛盾形势严峻，其中医患信息不对称是导致矛盾的重要原因之一。患者由于医学知识匮乏，医生讲解病情过于专业且时间紧张，导致医患之间缺乏通俗翔实的诊疗沟通。通过社工的及时了解和补位，让患者充分知晓信息，将医患矛盾扼杀在萌芽之中；另外，在社工与患者的日常交流中，能及时了解患者的心理状态，从而发现问题、解决问题，从根本上降低医患纠纷发生率。正是由于社工部所做的大量工作，让广大患者和家属体会到了家的温暖，让医护人员和患者真正形成了抗击病魔的统一战线；另外也让医院能根据不同患者的具体情况和心理状态，选择不同的治疗方案和沟通措施，整合相关资源，为患者提供全方位的服务。为促进医患感情交流，社工部还会组织定期和不定期的人文关怀活动，如生日祝福（住院患者生日当天，社工会赠送生日卡和长寿面）、六一亲子游戏会、平安夜音乐会、"飞进ICU的千纸鹤""华法林之家""怦然心动俱乐部"等，让患者身处医院也能感受到家的温暖。

2. 患者服务部

除了社工部，亚心医院还设有患者服务部，向患者送关怀。如果说社工部对患者在医院内的诊疗活动进行了全覆盖的服务，那么患者服务部则解决了患者除诊疗活动以外的其他烦恼。他们可以帮患者家属在武汉的闹市区找到便宜又干净的招待所，让患者安心住院，也可以给院外患者送医寄药，解决偏远地区患者缺药困难。此外，该部门还通过设立患者社会因素风险评估机制，为医生提供更全面的患者信息，使其在制定治疗方案时不仅仅考虑疾病因素，有助于医疗决策的全面性，既保证了患者安全，又体现人性化服务。

同时，一旦有了医患矛盾，亚心医院不会让医生直接与患者交涉，专门的患者服务人员会处理一切。因为亚心医院认为如果让医生直面患者就是针尖对麦芒，很容易激化矛盾，诱发更大的医患危机。而通过患者服务部和患者的交涉，为医患沟通提供了更多的渠道，了解患者信息，有助于稳定患者情绪。

除此以外，患者服务部还有一个最重要的任务，就是定期做患者随访。亚心医院自2003年起，按照不同的随访频次对术后三个月、一年、两年、五年和十年的患者进行随访，随访流程如图3-2所示。通过随访所获得的数据，将术后患者恢复情况反馈至相关部门及负责人，以便及时发现问题。在促进医疗质量持续提高的同时，也为临床科研积累了大量真实可靠的数据，具体如表3-2所示。

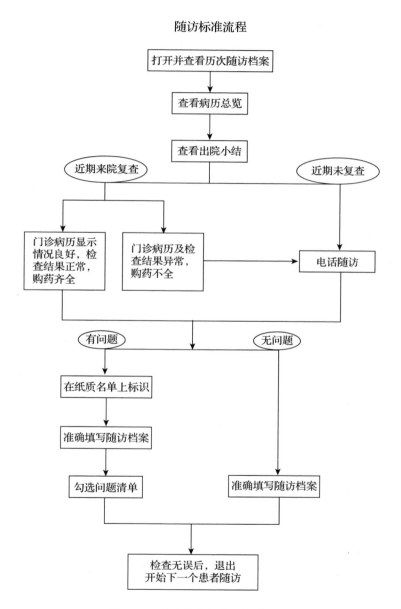

图3-2　患者服务部随访标准流程

表3-2　患者服务部随访记录表

年份	三个月/半年随访		一年随访		两年随访		五年随访		十年随访		实际总随访		
	实际/应随访量	随访率	实际/应随访量	随访率	实际/应随访量	随访率	实际/应随访量	随访率	实际/应随访量	随访率	年随访量	年随访率	各年随访量合计
2014	10621/10399	97.9	7354/7060	96	6174/5574	90.1	4165/3470	83.3	1884/1350	71.7	28335	93.5	182283
2015	12456/11971	96.1	8516/8069	94.9	6740/6103	90.5	4805/3984	82.9	2284/1564	68.4	34801/31691	91.11	213974
2016	13019/12479	95.9	9994/9516	95.2	7965/7244	90.9	5422/4454	82.1	2573/1702	66.1	38973/35395	90.82	249369
2017	13186/13367	98.65	9694/10189	95.14	8524/9329	91.37	5017/6069	82.67	2142/3166	67.66	42120/38563	91.56	287932
2018	12135/12223	99.28	20310/10537	97.85	9088/9518	95.48	5725/6749	84.83	2366/3364	70.33	39624/42391	93.47	324556

通过以上全流程全方位的陪护，亚心医院和患者建立了更多的联系，也能更加及时和广泛地获取患者的实际情况，在这样的动态过程中可以为患者提供积极的心理支持，给予患者相应的安全感和依赖感，与患者保持有效沟通，满足患者被重视的需求、释放压力的需求以及心理安慰的需求。同时，患者的时间成本、精神成本、体力成本等非货币成本得到了保障，更有利于和谐医患关系的建立。

（五）案例分享

案例一　落实患者术后随访工作

河南省驻马店市的张先生由于胸闷于 2015 年 7 月来亚心医院检查，超声结果显示主动脉瓣重度反流。鉴于张先生年纪较轻，陶凉院长亲自为他设计了手术方案，用牛心包制作了三个瓣叶，给张先生做了瓣膜成形手术，这也是陶院长极负盛名的"陶氏手术"，它具有很低的血栓及感染性心内膜炎的发生率，效果明显优于瓣膜置换，特别是对于年轻的患者，避免人工瓣膜置入所带来的"人工瓣膜疾病"，术后不需要抗凝。手术过程很顺利，张先生几天就从监护室转出，并于术后 20 天出院。出院后，亚心医院随访组定期对他进行术后随访，询问近期身体情况，并提醒术后按时回医院复查。考虑到张先生来医院路途较远，随访组提示他可以就近在当地三级医院进行相关检查，将检查报告传给随访组人员，然后再为他找专业的外科医生分析检查结果，给予用药等方面建议。张先生对医院如此体贴的关怀之举感激不尽。2017 年 8 月，他来院复查，结果显示心脏功能良好，没有出现胸痛胸闷的症状，张先生对医院的诊疗服务和随访服务表示非常满意。

案例二　家庭式的人性化服务

亚心医院家庭式的人性化服务是很多公立医院难以实现的。在亚心医院，除了有技术过硬的医疗团队为患者提供最优质的医疗服务，还有很多忙碌的身影，他们尽可能为患者解决除了疾病以外的其他困难，给了患者不一样的就医体验。从安徽带孩子来看先天性心脏病的张先生，原以为到武汉看病会有很多不便，没想到来到亚心医院，从挂号开始就有工作人员指引，甚至连订住宿、返程票都能代劳。孩子住的病房清洁、宽敞，没有以往走廊上拥挤的场景。患者每天的营养餐都送到床头。张先生感觉医务人员是围着自己转，热情负责。每天的花费随时可以查询，还有社会工作者到病房里了解他的困难，这些就医体验让张先生感动不已。

这一切都来源于亚心医院"以患者为中心"的医疗服务理念，即降低患者医疗总成本，使患者医疗货币成本与非货币成本得到控制；保障患者治疗效果，由最适合的医生为患者进行服务；满足患者需求，使患者得到医院和医护人员的关怀、得到全程的帮助，满足了患者被重视的需求。

小结

在亚心医院，"以患者为中心"不仅仅是一句宣传口号，更是深入亚心医院骨髓的一种医疗服务方式。面对竞争激烈的医疗市场，亚心医院通过构建"以患者为中心"的服务体系，为医院赢得了心脏病专科医疗的市场，也赢得了患者的青睐，塑造了医院的品牌。近年来，亚心医院预约诊疗人次数和出院人数均呈上升趋势，其中，预约诊疗人次数大幅增长，从2014年的40937人，增长到2018年的463819人。此外，在出院人数方面，从2014年的25627人增长至2018年的31708人，呈稳步增长态势（见图3-3）。在2018年，医院收入突破14亿元，其中医疗服务收入超过10亿元，第三方机构调查所得的患者满意度达到了97.08%，医患纠纷率处于区域最低水平。

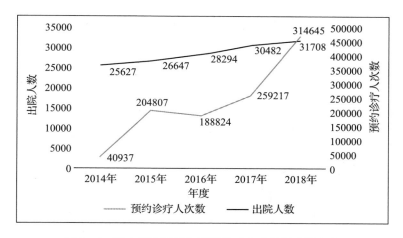

图3-3 亚心医院近五年预约诊疗人次数及出院人数

二、以患者为中心的医疗质量管理

传统的医疗质量观念局限于临床疗效，是以医疗为中心的体现。现代医疗质量观念则是"以患者为中心，以患者满意为目标"。在医疗领域，想要真正践行以患者为中心，最重要的内涵就是为患者提供优质的医疗服务，保障医疗质量与安全，满足患者"治好病，好治病"的心愿。亚心医院从创立之初便遵循"给我一份信任，我还您一颗健康的心"的院训，在医疗质量建设、专业人才培养和医疗安全管理等方面进行了一系列有益的探索并取得了亮眼的成绩。

（一）建立九宫格患者入院评分系统，为医疗质量保驾护航

为了进一步提高医疗质量，为患者提供最佳的诊疗方案，同时更加合理地评价术后相关并发症，亚心医院心外科为成人患者提供九宫格术前评分系统。对成人患者从病情分级（轻—中—重）和手术复杂程度（简—中—繁）

两个维度进行临床分级管理，患者的病情与手术复杂程度和九宫格每个格子对应起来（见图3-4）。而医生都是持证上岗，并且医院的管理团队都很了解医生的技术水平。采用九宫格评分系统给患者准确定位，将患者的病情与治疗该患者的医生相关联，根据患者的病情匹配相对应资质的医生。

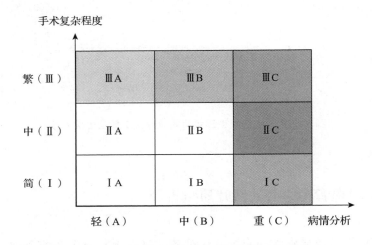

图3-4　入院患者病情九宫格评分示意图

因为有了一套完整的管理体系，亚心医院在接诊患者方面实行统一管理的模式。并不是说接诊医生就会负责该患者的治疗，而是医院根据患者的九宫格评分安排相对应年资的医生，实现重症患者高年资医生诊疗、轻症患者低年资医生诊疗的合理格局。如此不仅保证了患者治疗的有效性，同时也确保医生实现自身价值。

（二）建立完善的医师培养与考核体系，为医疗质量提供坚实保障

人才不仅是医院发展的核心竞争力，同样也是优质医疗质量的基石，在亚心医院，人才队伍的建设更加重要。要真正践行"以患者为中心"，首先要解决的问题就是为患者"治好病"，而实现这一目标的关键是拥有一支专业技术过硬、职业素养过人的医学人才队伍。但由于当时大环境对社会办医存在

诸多偏见，亚心医院在建立之初也曾遭遇招人难、招聘到的人才资质良莠不齐的困境。于是亚心医院转变理念，由依靠外部"输血"转变为自身"造血"，经历 20 年的探索和实践，亚心医院建立起一套独特的医师培养与考核体系。从成立之初的 40 多位医生，到现在的 500 多位医生，人才队伍不断发展壮大，使亚心医院在成长为百年老院的奋斗征程中稳步前进，同时也让亚心医院在激烈的竞争中脱颖而出，赢得患者的信赖和好评。

1. 严谨的医生培训体系，奠定医疗质量的基石

作为一个心脏病专科医院，亚心医院心脏外科团队坚持与国际接轨的管理与运行模式，建立了科内人才梯队建设特有的培训模式。心外科医师的培训由简单手术到复杂手术，按病种分批分步骤进行，针对每位外科医生的实际水平，将手术步骤拆成几个部分逐一进行强化训练，重点强化技能较弱的手术步骤，直到考核达标为止，利用外科手术 1000 例定律帮助医师牢牢掌握手术流程中的各个环节，在短期内使医生迅速成长、独当一面。医院还注重培养每位医生独立思考、解决问题的能力。在培训过程中实行"权责一体化"原则，即受训医生的工作量计入带教老师的绩效。与此同时，医疗风险责任也由带教老师承担，这样就形成了利益分享和责任共担机制，促使带教老师无私地将个人经验与手术技巧全部传授给学生。这种既降低了医疗风险，又为心外科医生打下坚实基础的培训方式得到了外科医生的一致认可。心外科整体医疗水平得以快速提高，在不到 20 年的时间里，亚心医院成功打造出了一支具备一流技术水平，医德医风严谨的团队。将个人经验与手术技巧传、帮、带给年轻外科医生，是心外科培训的一贯传统。带教老师们要求严格，学生们怕在台上被"骂"，凡是接受培训的医生术前都会做足"功课"，下台后，都感觉受益匪浅。严师出高徒，心外科医师队伍逐渐壮大。

除此之外，亚心医院心外科还建有严格的手术培训管理制度，包括初

次参加手术人员准入制度、第一助手准入制度、第二助手准入制度、术者培养准入制度，对培训实施及考核进行严格管控。通过系统的培训和锻炼，心外科术者们迅速成长起来。心外科内部每年举办技能大赛，对医师以竞赛的方式进行考评，了解本院医师技能的不足之处，对人才培养提供改进的方向，并以竞争的模式对医师晋升进行筛选，提高医师自学的积极性。

2. 医生五位一体评估考核体系，保障患者治疗效果

亚心医院的外科医生从进院接受培训开始，严格的考核制度就与之相伴。新聘医生进院以后，会根据其个人技术程度来制订个性化的一年、两年、三年的病区轮转培训计划。当新医生完成相应的培训计划，具备独立管床资格后，方可进入下一轮外科技能培训。随后，完成培训的医生将接受一级级严格的临床实践与考核。为此，亚心医院制定了一系列临床培养与考核规则，以帮助新医生在临床团队中实现成长。

以外科手术医师培养为例，经过管床培训、外科技能培训等长期培养，达到术者考核资质要求后，个人先提出申请，一般从初级或简单式开始。通过考核后，由医疗技术委员会进行审核评议，审核评议通过以后，授予其该级别权限，随后进行公示，医院的信息系统和授权会同步更新。外科术者可以每季度根据技能提升情况，申请下一级别手术权限，这样有利于激发医生的积极性和主动性。

但是，资质授权并不代表着医生考核的结束，为了激励医生不断提升专业能力，医院每两年组织一次能力考核，通过对医生的工作进行评估以确定其是否能够继续担任目前的工作。亚心医院采用五位一体评估体系对医生进行评估（见图 3 - 5）。

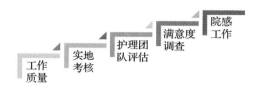

图3-5 医生五位一体评估考核体系

首先是工作质量考核，通过抽取病历查看患者情况，主要针对医生的工作质量；第二是实地考核，比如在医生做手术的时候进行实地考察，主要针对医生的技术能力；第三由护理团队对医生进行评估，可能是搭班的护士或者巡回的护士，主要是评估其在患者管理过程中，医嘱是否清晰，是否对患者完成高质量管理，与护士的工作配合情况等；第四要进行患者的满意度调查。医院的每位患者出院以后，都会接到医院满意度调查，调查问卷主要是了解主治医生与患者的沟通是否有效，患者是否理解治疗方案，医生与病患家属沟通的情况如何，是否教会家属患者出院后的康复知识等；第五是院感工作的完成度，通过抽查确认医生是否按照要求进行消毒，包括是否主动去手消或者手消是否到位等。

在扎实的培训和严格的考核体系下，亚心医院建立起实力雄厚、技术高超的人才团队，患者的治疗效果也有了极大的保障。

（三）实行术者负责制，加强不良事件管理，促进医疗质量不断提升

对于需要手术的患者，亚心医院实行术者负责制。由于患者在接受手术治疗的过程中涉及多个医疗环节，一旦出现医疗问题或者治疗效果不理想，此时再进行问责就比较困难，因为涉及多个医疗环节，很难明确具体哪个环节出现问题。比如患者在ICU死亡，究其原因时很难明确是ICU照护的问题，还是手术过程中遗留的问题。因此，亚心医院实行术者全过程负责到底的制度，患者出现的任何问题均由术者承担责任。同时在实施整个医疗行为的过

程中，一切均由术者安排，将责权利融合在一起，实行统一管理。所以术者在治疗患者时，会尽心尽责地考虑到患者的全部情况，包括关心患者本身病情，并且指导 ICU 的医生及护士如何对患者进行照护。

当患者出现不良事件时，医院亦采用了九宫格评价系统对于医生责任原因进行分级奖惩，因为要结合患者自身的实际病情，病情有轻中重三个等级，包括手术过程中，其难易程度也会有等级之分。比如一个急诊的重症患者，这个时候，医生收治其发生死亡的风险是相当高的，谁做手术都会承担相当高的死亡风险。与此相对应的，患者指征良好，仅仅是处理一个很小的问题，手术风险就很低。因此，综合考虑到患者的病情以及手术的风险，医院将责任分为轻中重三大类。如果按照医疗常规来做，就没有责任。如果操作失误或者没有做相关处理，医生就要承担相应的责任。如果完全是术者的问题，病情又轻，处罚力度是最大的。如果该患者情况不严重，是术者原因造成患者出现不管是死亡还是其他的不良结果，术者要承担全部责任。如果患者病情非常严重，术者又是完全按照医疗规范执行，那么术者可能就不会承担责任。同时，从患者的角度考虑，如果患者本身病情不严重，那么出现不良结果，对患者来说也不公平。因此采用九宫格进行责任评级，体现了亚心医院人性化的管理。

在具体的操作层面，九宫格是根据临床结果与发生原因，用Ⅲ、Ⅱ、Ⅰ级表示不良后果的分级，程度由轻至重；用 A、B、C 表示事件发生原因的分级，程度由轻至重。根据以上两个象限的划分，所有不良事件可以分为九类，鼓励术者积极参与危重患者的手术。

小结

亚心医院以自己的实际行动践行着以患者为中心的质量管理理念，通过采用九宫格入院评分系统，准确科学地判断患者病情，综合考虑手术风险等级，再由资质相匹配的医师为其制定科学的治疗方案，这向我们揭示了亚心医院在质量管理方面的成功之处。

亚心医院将"以患者为中心"的理念贯穿在医疗服务的各个环节，良好又稳定的医疗质量使其在激烈的竞争中脱颖而出。回顾医院的成长历程，亚心医院始终把患者利益摆在首位，以患者为中心的质量管理理念在亚心医院得到了良好体现。近五年来，亚心医院医疗质量管理水平稳步提升，首先是平均住院日持续下降，从 2014 年的 8.64 天下降到 2018 年的 6.78 天，处于行业内的领先水平。其次是住院手术人次呈现稳步上升趋势，由 2014 年的 21553 人次增长到 27710 人次，如图 3-6 所示。

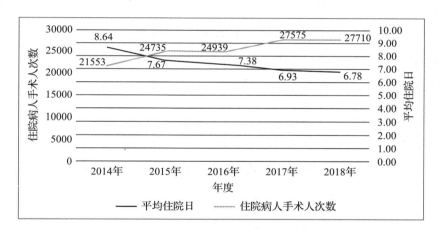

图 3-6　亚心医院 2014—2018 年平均住院日与住院手术人次数

三、亚心医院对社会办医发展的启示

1. "以患者为中心"的服务理念助力社会办医口碑建设

当前我国社会办医，从整体上讲，管理的制度化、科学化、规范化方面明显不足，人民群众对社会办医机构的接纳度并没有随着社会办医机构的增多而相应提高，百姓对社会办医机构充满了疑虑。对社会办医来说，最终决定医院生死存亡的，不是规模，甚至不是技术，而是患者口碑。亚心医院通过构建阶段式服务流程以满足患者不同需求，通过成立社工部与患者服务部以保障患者需求与患者医疗成本，通过举办和参与公益与慈善活动以承担社会责任。坚持"以患者为中心"的服务理念，使患者明明白白消费，满足患者需求，积极随访，使患者成为"终身患者"，在患者之中建立良好的口碑，使医院得以快速、稳定发展。

2."以患者为中心"的高品质医疗质量赢得患者信任

医疗质量是医院的立身之本，也是医院的核心竞争力所在。尤其是对社会办医来讲，显得更加重要。高品质的医疗质量离不开科学精细化的管理，社会办医更须牢牢树立质量意识，加强科学管理，从规范化管理起步，逐步向精细化、个性化过渡，突破目前生存与发展的"瓶颈"，加强内涵建设，向管理要效益。当前，社会办医特别需要加强内部管理，重视医疗技术的提高与服务质量的改善。

与传统的公立医院的管理模式不同，亚心医院实行医疗、行政两条线的差异化创新管理模式，使医生能够全身心投入到医疗中，促使医疗技术不断提升。同时基于"以患者为中心"的理念，加强环节与流程管控，建立完善的人才培养体系，与多元化质量工具相结合，实行全面质量管理，促使医疗质量不断提升。

社会办医在管理体制、资金来源以及经营方式上与公立医院不同。医院经营对社会办医来说是重中之重。要想获取良好的经营效果，就必须在竞争激烈的医疗市场中占有更大的份额。要提高医院市场竞争力，必须抓好医疗质量。以质量求生存，以质量求发展，通过科学管理，形成竞争优势，赢得患者信任，实现医院的可持续发展。

（陶红兵、路　伟、岳靖凯）

第四章　广东三九脑科医院：担央企社会责任，铸润心服务名牌

广东三九脑科医院（简称"三九脑科医院"）是一所集临床、科研、教学为一体的脑专科医院，系国务院国资委全资建设的现代化大型三级脑专科医疗机构。医院于1994年经国家卫生部批准设立，系央企华润集团旗下的"明星医院"。目前医院设有41个临床诊疗和功能检查科室，其中，神经外科和康复科上榜广东省"最强学科"。

经过20多年的发展，三九脑科医院已经逐渐形成了一批极具专科特色优势的学科群，包括高难度颅底及脑干疾病治疗的颅底神经外科，以颅底、围脑干区、脊髓等高难度手术为特色的肿瘤神经外科，对儿童各类肿瘤进行个体化治疗的小儿神经外科，以肿瘤切除、动脉瘤精准夹闭、三叉神经痛等为主要特色的综合神经外科，掌握国内外最前沿的核心技术，开展DBS（脑起搏器）、VNS（迷走神经刺激术）、CEA（颈动脉内膜剥脱术）等项目的微侵袭神经外科，利用多种监测手段开展各种脑血管病外科治疗的血管神经外科，开展SEEG、全岛叶切除等高精尖手术的癫痫神经外科等。

三九脑科医院在癫痫的内外科治疗、脑部肿瘤外科手术及放疗与化疗、脑血管病的内外科治疗及介入治疗、小儿神经系统疾病的内外科治疗、以手

术为特点的脑瘫综合康复、系列难治性精神病的综合治疗、植物状态促醒及脊柱疾病治疗、关节置换、颅脑损伤合并复杂骨折及大康复治疗等方面形成了明显的特色和优势，其中部分特色治疗技术处于华南乃至全国领先地位。

三九脑科医院系暨南大学医学院附属脑科医院和华南师范大学附属三九脑科疾病与康复医院。医院以高素质的专业人才队伍和良好的专科基础获得广东省卫计委批准成为神经内科、神经外科、精神科、康复医学科、放射科住院医师规范化培训协同基地。医院在科研方面重点对接国家脑科学研究计划，以临床开展科研，以科研促进临床，实现跨越式发展，旨在将医院建设成全国一流、在国际上有重要影响力的脑专科医院。

2018年，门诊量27万人次、住院量近3万人次、手术量4000余台、介入量近3000台。医院整体业务规模在神经领域系统位居华南地区领先水平。

医院理念

对于三九脑科医院来说，"更专业、更有效、更经济"这句话既是深入人心的核心理念，也体现了对业务发展的战略选择，与当时医院提出的愿景（为大众带来健康与希望）和战略目标（成为国内一流的脑专科医院）高度一致。

为了避免核心理念成为一句空话，三九脑科医院将其细化。

更专业：

1. 细化亚专业、亚病种，充分体现专科医院的特色

2. 针对重点科室引进省内外一流专家

3. 主流设备达到国内一流水平

4. 服务更专业

更有效：

1. 不断提升专科技术，诊疗效果更好

2. 严格规范诊疗流程，提高诊疗质量

3. 想方设法让患者满意，让服务更有效

更经济：

1. 诊疗费用明显低于同级医院

2. 合理用药，合理检查，合理治疗

3. 承担国有企业社会责任，为特困群众减免费用

一、以管理促效益，建成患者信任的医院

三九脑科医院作为一家央企办医的非营利性医疗机构，2016 年加入华润医疗集团后，院领导班子多措并举、稳步推进人才建设，大力推进学术科研发展，进一步拉动医院新业务、新技术发展，深化渠道建设、品牌推广，切实提升医疗质量及患者服务。目前，医院设有 41 个临床诊疗和功能检查科室。经过 20 多年的发展，已经逐渐形成了一批极具专科特色优势的学科群。管理上以结构优化、精益管理等综合举措提质增效，使医院有了飞速的发展。

1. 坚持管理创新，提高工作效率

三九脑科医院率先实现部门单一领导负责制，所有中层部门均不设副职，使医院员工增加的情况下，中层管理人员却减少了，实现了管理的扁平化，权责明确，扯皮减少，工作效率大大提升，还避免了产生不必要的矛盾。

（1）通过组织结构调整提升医院战斗力

作为一家脑专科医院，当前全院员工近 1400 人，其中医护技师近 1000

人，职能部门不到100人，辅助保障部门约有270人。医院组织扁平化，大大提升了工作效率。在上级单位、院领导的带领及相关部门的帮助与密切配合下，医院坚持以科学发展观为指导，落实党的人才发展政策，认真贯彻"以人为本"的用人理念。

（2）通过打造服务型职能部门提升医院向心力

三九脑科医院的职能部门设置以支持临床全诊疗流程为基础，除了创新性地设置了医联中心和患者服务中心，医院还实施了职能部门帮扶临床的举措，提升职能管理人员的责任意识和能动性，解决临床与职能部门间的协调问题，促进临床科室与职能部门的有效融合。

2. 向人才要效益，坚持人才是第一生产力

近年来，医疗体制和政策发生了重大变化，在以手术为主的脑科医院，必须创新管理模式，优化运营管理，以质取胜。各项业务举措得以实施的关键因素是人，三九脑科医院始终坚持人才是第一生产力。三九脑科医院凭借央企办医院的背景，在难以获得与政府办医院相同资源的同时，却获得了较大的自主权，实现了在人力资源方面的高效管理。

（1）通过选好学科带头人提高医院影响力

学科带头人的能力直接影响着学科建设的发展水平和质量。三九脑科医院要求每个学科的带头人成为"三家"，即技术专家、经济学家、社会活动家。也就是说学科带头人不仅要有出色的医疗学术水平，成为学科的行业专家，还要有经济头脑、懂得经营科室，最后还要善于参与品牌推广活动，与协作医院保持良好关系，在行业内外有一定影响力。这也体现了三九脑科医院"企业化"的管理思维。

如医院院长朱丹作为神经外科带头人，在神经外科各专业领域有丰富的临床经验。其在国内率先开展使用脑磁图定位癫痫手术、锁孔选择性海马杏

仁核切除手术、环岛叶经侧脑室入路功能性大脑半球切除术。目前，朱丹院长已主刀完成各种颅脑外科手术超过 3000 台，手术例数和治疗效果均达国内先进水平。他还主编及参编了《癫痫的诊断与治疗—临床实践与思考》《癫痫外科手册》《癫痫外科学》《颞叶癫痫外科》《立体定向和功能性神经外科学》《新版癫痫外科学》《立体定向与癫痫外科》等系列丛书，参译了《癫痫外科治疗原理与争论》《癫痫疑难病案精粹》《癫痫外科手术技术》等 10 余部专著；完成省市级课题 3 项，医学核心期刊发表论文 20 余篇。同时他还担任了中华医学会神经外科学分会小儿神经外科学组副组长、中国抗癫痫协会理事、中国抗癫痫协会谭启富癫痫外科专项发展基金术前评估与手术技术协作组副主任委员等社会职务及《立体定向及功能性神经外科》杂志编委、《临床神经外科》杂志编委。

（2）通过搭建人才梯队提高医院发展后备力

为确保学科持续发展，医院还需要充足的人才储备。理想的人才梯队由正高、副高、主治和住院医生呈金字塔形分布。这往往是专科医院的短板，因为专科医院时间积淀短，科室大多缺乏中坚力量。三九脑科医院在保证业务快速发展的同时，也充分给予有能力的年轻人机会，注重后备学科带头人和青年学术骨干的培养工作。医院通过"更专业"的学科细分不仅带来了业绩的增长，更重要的是给予了青年学术骨干充分施展的平台，使其获得医疗、科研、管理能力及学术水平上的全面提升，从而为医院留住、培养了关键人才。

（3）通过创造良好的用人环境提高医院文化凝聚力

三九脑科医院营造"感恩"的文化氛围和企业化的管理机制为员工创造了良好的工作环境。在改革过程中，三九脑科医院经历了由封闭到开放的组织文化观念的转变，内部形成对人才包容、接纳的氛围。如果科室内对医院高薪聘请的医生充满敌意和防备，则会与优秀的人才失之交臂。为此，医院建立了与业务量、医疗质量与安全挂钩的激励机制，充分激发科室团队的积极性。

3. 向学科要效益，始终不渝强化学科建设

作为一家面积仅有 2.8 万平方米的三级甲等脑专科医院，相较于同等级别的其他医院，三九脑科医院硬件条件并不具备优势。因此，合理配置这些资源显得尤为重要。回顾三九脑科医院的发展历程，是通过学科评估、学科设置的调整不断优化，实现资源有效配置的过程。医院通过强化学科建设，打造了有优势的特色专科，提升了医疗质量，从而逐步奠定了医院的行业地位。

（1）通过学科规划让医院谋求长远全面布局

三九脑科医院通过学科规划抓住了病种的医疗特点和发展趋势。例如在对肿瘤治疗领域进行深入分析后，医院发现近年来放疗技术不断发展成熟，对于患者的伤害逐渐减小，同时行业内对这种治疗方法的接受度也逐步提高。正是基于这一机遇，三九脑科医院成立了新的特色学科，即肿瘤综合治疗中心，重点发展以放疗为主的肿瘤治疗服务。充分考虑学科需要的人才结构、技术特色和发展潜力，制定出科学合理的发展方向。举例而言，癫痫内科一直是三九脑科医院的传统优势科室，市场口碑好且病源充足，而癫痫患者中存在一定比例的手术治疗需求，因此医院设立神经外八科，专攻癫痫手术治疗。近年来，神经外八科癫痫手术量在全国范围内名列前茅，其中约 70% 以上的外八科患者均是由医院癫痫内科转介的，通过充分利用医院自身条件进行学科设置，形成了学科合力。

作为处于起步阶段的专科医院，三九脑科医院确立了与公立大型医院差异化的市场定位。医院从患者需求出发，重点发展不被综合医院重视的学科。以康复训练中心为例，康复治疗及训练对脑瘫患者十分关键，但能提供完善、

系统的康复训练机构较少。三九脑科医院看准市场空间，成立了包含现代康复和传统中医技术的康复训练中心。该中心整合了之前附属于康复科和脑瘫科的两支康复团队，实现了设备、人员、患者和治疗场地的全院共享，并培养了两名学科带头人。康复训练中心的建立不仅带来了丰厚的业绩回报，更进一步提升了医院在特色学科方面的全流程医疗服务能力。

（2）通过打破组织壁垒让医院科室力量整合

传统公立医院是按内外科进行科室划分的，并在内外科之下分设专业组或病区。医院对病区及专业组的管理通过科室完成，这样的组织架构难以根据市场变化进行调整。

三九脑科医院的组织架构充分体现了以诊疗为导向、以价值创造为核心的观念，打破了内外科的专业壁垒，根据病患的实际需求来细分学科，并直接归属分管院领导管理。如癫痫中心由癫痫内科、癫痫外科和神经电生理共同组成，在癫痫领域做到患者量广东省第一。三九脑科医院通过学科评估、学科设置的调整不断优化，实现资源的有效配置。

二、用服务感动人心，坚持走品牌铸就成功之路

随着医改的不断深入，我国医疗服务市场的开放程度不断加大，医疗服务观念已由"以治疗为中心"向"以患者为中心"转变，医疗竞争也不再局限于技术和质量，医务人员需从患者心理活动、精神状况、幸福感、满意度等多维度去关注患者体验。患者满意度已逐渐成为评价医院管理和医疗质量的一项重要指标，成为全面改进医院各项服务内容、提升服务质量的重要驱动因素。

多年来，三九脑科医院把服务视为一种修行，把"想方设法让患者满意"作为医院经营管理的理念和追求。医院通过营造浓厚的服务文化，开展院前、

院中、院后温情服务，实施服务管理与评价，建立与服务体系相匹配的信息化管理系统等，不断提升患者满意度、提升服务质量，让服务成为医院长久的竞争优势。

1. 浓厚的服务文化，让患者感受到不一样

思想、观念是行动的先导，医院服务体系的构建首先要让全院员工接受医院所倡导的服务理念，逐步形成共识，深深地渗透到员工的思想和行动中，最终使之成为一种自觉的行为。因此，医院服务文化底蕴的深厚程度直接决定了服务水平的高低。三九脑科医院非常注重服务文化的营造与灌输，持续不断地向全院员工宣讲服务理念，并将这些理念外化为员工的行为。

（1）想方设法让患者满意，是三九脑科许下的郑重承诺

2011 年，医院开展"想方设法让患者满意"系列活动，把"想方设法让患者满意"作为医院长久发展的理念，把提供出色服务作为对患者最好的感恩。其间，要求全院每一名员工做出"想方设法让患者满意"的三条承诺，各科室提出"想方设法让患者满意十项举措"，医院层面再提炼出全院员工必须遵守的"想方设法让患者满意十项举措"，将门诊患者首诊时间不少于 15 分钟、医生每日查房两次以上、医务人员需把出院患者亲自送到一楼广场、主动为患者扶好电梯门、落实"首问负责制"等列入十项举措中。

医院多次组织全院员工进行笔试和行动考核，对于考核不达标者予以处罚，科室负责人要连带受罚；并在院内显要位置张贴"想方设法让患者满意"的宣传海报，组织"想方设法让患者满意"的主题征文、演讲比赛。医院以形式多样的方式让全院员工知道"想方设法让患者满意"，不是一句口号，也不仅是一次活动，而是三九脑科医院经营管理的理念和追求，是全院员工奋斗、改变自身并改变医院命运的重要动力之源，是医院郑重向社会做出的承诺和宣言。这个承诺和宣言将长久地陪伴着医院向建设"国内一流、在国际

上有重要影响力的脑科医院"的目标迈进。医院将"想方设法让患者满意"提升到医院战略和发展的高度来看待，要求员工从实战的角度真正有效落实这一战略，谨记"服务是一种修行，只有发自内心，才能进入内心！"

（2）杜绝冷漠、根除冷漠，用行动践行感恩文化

2013 年，医院围绕"告别粗俗，提升职业化"年度主题工作开展"杜绝冷漠，根除冷漠"系列活动。要求全院员工认真反思自身和身边存在的冷漠现象，并从医院层面表示，本次活动绝不走过场，必须要在全院掀起风暴；必须要引起全院员工、特别是各级中层管理人员的高度重视，对于冷漠行为必须郑重警示和坚决纠正，做到围剿冷漠、杜绝冷漠、根除冷漠。

此次活动要求全院员工必须深刻理解"服务只有发自内心，才能进入内心"的现实含义；必须从内心深处感悟冷漠对他人的伤害，对医院品牌、形象的影响和医院核心价值观的冲击；必须形成全院、全员的共识，围剿冷漠、杜绝冷漠、根除冷漠，将医院感恩文化真正落到实处。

各科室组织员工进行反思，查找工作中存在的形形色色冷漠患者及家属、业务合作伙伴的现象，将典型的事例一一罗列出来，装订成册，全院典型冷漠案例集共 130 页，各科室每日反思"冷漠案例集"中的三条内容，直至完成整本书的阅读与反思为止。此次反思行动持续约半年，让每位员工充分认识冷漠的丑陋与危害，并对照自身是否存在类似问题进行反思。全院员工在反思中得以觉醒和提升。

三九脑科医院指出，根除冷漠活动重点关注的是患者及家属，这个问题不解决，医院将难有发展上的突破，这是医院的大事，没有比服务好患者这件事更大的事了。要求各科室必须遵守"想方设法让患者满意的十项举措"内容的同时，结合当年开展的"我们有没有让患者没有遗憾地离开医院"活动，深入开展"杜绝冷漠、根除冷漠"的活动，让员工杜绝冷漠、根除冷漠，用行动践行感恩文化。

（3）恪守爱与关怀，三九脑科的每个角落都流淌着人间真情

与"冷漠"相对应的是"爱与关怀"。2014 年，医院将"恪守'爱与关怀'是走职业化道路的必由之路"确定为当年年度工作主题，提出技术和服务是让"爱与关怀"落地的核心和基础，"爱与关怀"的能力决定了人生和事业的发展和格局。把"爱与关怀"展现在每一位员工的每一个时刻、每一个瞬间；展现在每一次与同事、与患者及家属的相处过程中；展现在每一个工作和生活的角落，让"爱与关怀"变成每一位员工的自觉行为。

其间，三九脑科医院以"爱与关怀"为主题，开展"随手拍"活动，用镜头定格"爱与关怀"；开展征文比赛，用文字记录医患间的感人场景，并以此为内容编辑成册。一个个"爱与关怀"的鲜活故事，从不同的侧面和角度阐释了全院员工对这一主题的理解和实践。2014 年年底，医院以"我们是否真正关注了患者的感受"为主题开展讨论反思，作为对"爱与关怀"年度主题的回顾，反思工作成效。

三九脑科医院这种不断强化服务理念、强化服务标准、强化服务行为的活动还有很多，正是这些持续的、大范围的、强度大的活动，形成了三九脑科医院浓厚的服务文化，为医院服务品牌的打造奠定了强大的基础。

2. 温情的院前、院中、院后服务，成为闪亮的名牌

医院的服务特点是全过程多环节的服务，这要求医院提供全员性、全过程、全方位的服务，进而形成完善的医院大服务体系。三九脑科医院从患者的实际需要出发，通过优化和丰富"院前—院中—院后"服务，以全程优质服务提升患者就医体验，最终使服务成为医院的闪亮名牌。

（1）暖心的院前服务，让患者就医不再艰难

"无缝隙"院前咨询服务：三九脑科医院结合患者多来自全国各地农村的特点，实行"无缝隙"院前服务，开通院前电话、QQ、微信、微博、网站、

医生网络工作站等多种咨询渠道，为患者及家属提供咨询预约、复诊指引、健康宣教、医院和专家介绍、最新诊疗信息等方面的服务。对于危重患者，医院还可安排救护车接诊。只要病情许可，广州市外、广东省周边地区患者均可接诊，弥补了传统公立医院救护车不到市外接诊的服务缺口，大大提升了危重患者来院的及时性和转运途中的安全性。凡由救护车接诊入院的患者，一律启用"绿色通道"，以最快的速度让患者接受最精准的救治服务。

导诊服务前移：三九脑科医院的院前导诊已经延伸至患者及家属来院接触的第一人——保安，从保安开始便拉开了医院主动型导医服务。由于医院空间有限，停车位紧张，保安主动指引来院车辆到就近停车场停车、给患者及家属提行李、撑雨伞等。患者和家属到了门诊部，则可享受更多便民温情服务。门诊设立咨询台，建立专家信息栏，为患者提供导诊、咨询、专家介绍服务，提供行李代保管服务、为行动不便的患者提供轮椅租借服务；为盲人、65 岁以上老人及残疾人提供全程护送就诊服务；为不识字的患者提供代填写病历本服务；提供冷热饮用水；门诊部还备有"便民箱"，箱子里有老花镜、便笺纸、笔、卫生纸、清凉油、风油精、广州市交通地图、针线等一应俱全。真正做到主动给患者真诚、体贴入微的关怀，让患者切实感受到医院的关心。

把院前科普送到基层：自 2008 年起，三九脑科医院坚持每月至少两次到基层义诊的活动，给省内外各地居民送医送药、普及脑病防治知识。截至 2018 年年底，医院共开展义诊活动 300 余场，足迹遍布粤、赣、桂、琼、闽、川、苏等地，为超过 10 万民众提供了免费院前医疗咨询、脑病健康知识科普服务。

（2）多元化的院中服务，让患者把医院当成家园

便捷的院中信息化服务：为方便就诊中的患者及家属，三九脑科医院不断优化微信智能就医功能，目前已经实现了微信线上门诊缴费、住院缴费、候诊

列队查询、报告查询、咨询与留言、院内导航、医院及科室介绍、交通指南等功能，使患者仅凭微信便可完成院前咨询、预约，院中智能导诊等服务。

惊喜的人文关怀服务： 三九脑科医院开展的人文关怀服务，形式多样，让患者及家属惊喜连连。医院常年坚持在除夕夜、端午节、中秋节、元宵节等传统节日为在院患者及家属送饺子、粽子、月饼、汤圆等应节礼物，表达对患者及家属的祝福，让他们感受到家一般的温暖。

医院充分发挥精神心理专科优势，在国内率先开展"心理干预在儿童神经肿瘤放疗摆位中的应用"的研究，以替代国内外现行的儿童神经肿瘤患者全麻下放疗摆位的方式，避免了麻醉意外及麻醉药的副作用，减轻了患儿痛苦及家庭经济负担。率先开展针对儿童神经肿瘤患者家属和精神心理疾病患者家属的心理干预服务。

结合脑瘫患儿因为治疗不能接受学校教育的情况，医院携手公益组织每月举办"天使陪护计划"活动，以幼教、早教、亲子互动等方式教授患儿知识；开展"特殊儿童兴趣班"，实现了住院患儿的"上学梦"，给患儿和家属不一样的住院生活体验。

在护理服务方面，医院先后推行"精细化护理服务"和"优质化护理服务"，逐步简化了护理文书，把更多的时间留给了患者；改变了护士服务模式，将护理服务从"被动服务"转化为"主动服务"最终实现"感动服务"；实行护理小组分管患者，建立了护理质量持续改进机制；实行"首问负责制"，完善新入院患者接待服务流程；在院内开展静脉输液比赛；为患者提供手机充电站、电吹风等各种生活上的便利等。医院还通过培训、服务评比、服务考核等形式提升护理人员专业技能及素质，提高护理服务水平。各病区围绕"精细化"和"优质化"争相开展相关服务。门诊护理团队成为"细节服务"的典型代表，其中，第五病区开展的"亲情护理服务"让患者享受到了"入院有人迎、困难有人帮、生活有人护、住院期间天天有问候和祝福、出院有人送"的贴心服务，"心愿墙"成为患者与患者、患者与医护之间情感交流的暖心平台。综合神经外科开展的"感动式护理服务"则在患者住院期间形成了多个经典的感动时刻：生日时送蛋糕表心意、操作前送糖果致谢意、手术前送纸鹤度平安、出院时送祝福卡祝康复。超出患者及家属预期的创新服务，让满意服务得以升华，使患者及家属在住院期间体会到感动、惊喜。

细致入微的人文关怀服务随着患者及家属的需求而不断丰富，成为三九脑科医院优质服务的一大特色。

（3）提供舒心的"院后"服务，让患者成为牵挂的"家人"

建立电话回访制度：为了解患者及家属最真实的就医体验，医院建立院后随访制度。由患者服务中心每月按一定比例对门诊和出院患者进行电话回访，给予患者康复指导、提醒复诊、进行满意度调查等，表达对出院患者的关心。

对患儿家长进行线上家庭康复指导：三九脑科医院大部分患者均需要进行神经功能康复，特别是癫痫儿童、脑瘫儿童、精神发育迟缓的儿童等。他们出院后，家庭康复的开展与否和家庭康复介入的深浅程度，都会直接影响到患儿的治疗效果。为满足患儿家长的需求，也为了督促家庭康复计划的顺利进行，确保疗效，医院开通线上家庭康复指导服务。由康复治疗师督促、指导家庭康复计划的执行。目前，线上家庭康复指导共开设三个微信群，覆盖1500名家属，每周三晚以家庭康复线上指导、典型个案线上会诊、康复知识讲座等形式对出院患者及家属提供服务。

注重病后心理疏导：医学模式已由生物医学模式向生物—心理—社会医学模式转变。心理、社会因素对人类健康的影响日益受到重视。三九脑科医院医务人员在提供医疗服务的同时，也非常重视心理因素、社会因素和环境因素对患者的影响。医院部分临床科室通过出院康复卡、爱心卡、出院后医生到家探访等方式，对一些出院后的特殊患者进行心理指导，帮助他们树立战胜疾病的信心，从而使医院收获良好的服务口碑。

2018 年，医院脑瘫诊疗中心专家深入广东韶关新丰地区，走访多名术后脑瘫患儿家庭，亲自上门了解患儿康复情况、受教育情况、与社会的融合度等；同时也为当地未曾来院的患儿提供了免费诊疗咨询服务，给当地脑瘫患儿家庭群体普及脑瘫诊疗知识，鼓励患儿树立康复信心。如此深入的院后服务，收获了当地居民及相关政府部门的一致好评。

3. 构建完善的服务管理评价体系，让服务有可量化标准

为进一步规范员工服务行为，保障各项服务标准落实到位，三九脑科医院建立了一套服务管理评价体系。由独立于各临床、医技、行政后勤保障部门的病人服务中心对患者及家属对就医体验进行收集，以了解服务现状、评估服务水平、发现服务短板、指导服务提升、推动服务质量持续改进，最终实现提高患者忠诚度、提升医院品牌竞争力的目的。

服务管理评价体系涵盖了服务现状调研、服务分析、服务改进、服务风险防范、服务内涵挖掘和服务考核六大方面（见图4-1）。涉及客户对服务环境、流程、内容和服务提供者等多方面的感知、体验和评价。

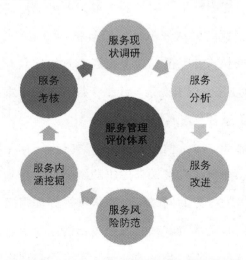

图 4-1　三九脑科医院服务管理评价体系

（1）服务现状调研

三九脑科医院采取随访、探访在院患者及家属、投诉接待、满意度问卷调查、设立意见箱和穿行测试等六种调研方式对服务现状进行深入调查，收集患者及家属对医院各岗位的评价以及主观就医感受等数据。

（2）服务现状分析

数据的积累为数据分析奠定了基础，医院通过以上六种不同的调研方式，可以得到以下三类数据：一是患者满意度、二是患者就医体验（医院把不愉快的就医体验定位为"服务不良事件"）、三是患者爽约原因。医院着重从这三方面进行分析，查找服务短板。

关于满意度调查，医院从调查样本、满意度变化趋势、患者及家属对各岗位人员、各科室满意度评价、服务不良事件等进行归纳、分类、对比，每月评先，在院内形成良性竞争氛围。

关于患者就医体验，医院将其归类为表扬、咨询、求助、建议、意见、投诉等，并着重对建议、意见细分到岗位类别和岗位人群，对于切实可行的建议和核查真实的意见，督促科室着重整改。另外，三九脑科医院把投诉视为改进服务的宝贵资源，对于投诉案例，要求科室剖析原因，有反思、有整改行动方案，举一反三，将负面事件价值最大化。

医院每月就以上几方面的分析形成服务简报，上报院领导、下发给中层干部，让医院领导层及各科室负责人均可系统地了解本院、本科室在服务方面存在的问题。

（3）服务改进措施

分析是为了改进。三九脑科医院将服务改进分为即时改进和根因改进两个阶段。其中即时改进包括服务补救、服务补偿及承接患者和家属的不良情绪宣泄。如患者因为医生没来查房而有意见，工作人员马上找来医生查看，这是服务补救。如患者对检查排队时间长有意见，医院在一边优化流程的同时，一边由患者服务中心对患者加以慰问致歉，这是服务补偿。就医过程中，患者及家属因为疾病转归、经济压力等存在复杂心情，医院派志愿者共情陪伴，为他们提供情绪宣泄口。

根因改进则是从源头上改进服务，医院患者服务中心结合服务简报呈现的问题携手科室进行服务分析，给科室开具"服务改进处方"；医院结合服务短板在全院范围内开展相关岗位服务培训，不定期考核员工服务行为；从源头上提升服务质量。

多层面的反馈机制保障了服务改进得以落实到位。患者服务中心通过即时反馈、周反馈、月反馈等方式将患者及家属的就医体验反馈给相关责任科室，让问题在第一时间得到知晓、重视和解决。医务处、护理部、后勤处、患者服务中心等部门还通过"联合办公"的方式，就患者及家属提出的意见建议商议解决方案，以"PDCA 循环"[⊖]的方式跟进解决效果。

此外，医院还在全院范围内实施"医疗服务零投诉"和"机关服务零投诉"管理制度，这也是服务改进工作强有力的保障机制。"医疗服务零投诉"即不论医护人员是否存在医疗缺陷和过失，只要患者或家属向医院主管部门投诉工作人员或其科室，均视为"服务有过错"，视情节轻重予以当事科室经济处罚。"机关服务零投诉"即院内任何人员向医院分管领导或相应部门投诉机关工作人员或其科室，即视为"服务有过错"，根据情节轻重予以科室经济处罚。三九脑科医院要求全院员工主动服务、热情服务、专业服务，积极预防和化解各种医患矛盾和医疗纠纷，把构建和谐医患关系、提高患者信任度和医院美誉度工作落到实处。实施"零投诉"管理制度以来，医患间的很多矛盾均解决在萌芽状态。

⊖ PDCA 循环是指将质量管理分为四个阶段，即 Plan（计划）、Do（执行）、Check（检查）和 Action（处理）。PDCA 循环就是按照这样的顺序进行质量管理，并且循环进行的科学程序。

（4）服务风险防范

服务管理的第四环是服务风险防范。三九脑科医院按风险级别将"有意见"患者分为几类：普通意见患者、警示意见患者、投诉患者、医疗纠纷患者等。同时，医院还建立了"潜在医疗纠纷患者档案"，由科室、患者服务中心、医务处动态监测此类患者动向，从人文关怀的角度化解矛盾，将纠纷扼杀在摇篮中。

（5）服务内涵挖掘

患者及家属的需求是动态变化的，甚至是潜在的，这需要医院不断挖掘其内在需求，进而实现从满足客户到感动客户，提升客户忠诚度的目的。三九脑科医院丰富多彩的院中服务，大部分是因为洞察到客户需求而开展的，是医院主动为患者及家属提供的增值服务。医院一直秉承"创新无止境，服务无终点"的宗旨，坚信挖掘服务内涵的过程是服务内容得以丰富的过程，是服务水平不断提升的过程，更是服务口碑塑造的过程。

（6）服务考核机制

服务考核是医院绩效考核的杠杆。患者对医务人员服务质量的高低是最有话语权的。将患者满意度指标列入医务人员的绩效考核，依此制定出科学合理的奖惩制度，可有效激励医务人员提升服务质量。

三九脑科医院将服务质量列入科室综合绩效考核的重要指标，设立每月"优质服务流动红旗岗"，考核结果与奖金挂钩，并作为年终评选先进的参考依据之一。医院还建立了公开满意度调查结果及整改落实情况的机制。医院每月通过院周会向中层干部做服务点评，采取客观数据对比的直观图表形式，公布具有视觉冲击力的排名，既在各临床科室中进行横向对比，又对各临床科室自身进行纵向对比。使服务管理评价体系真正成为提高医疗服务质量、构建和谐医院关系的有力措施。

4. 建立患者满意度测评管理信息化系统，让服务体系有科学的管理数据

设置患者满意度测评管理信息化系统的目的是为了更好地进行服务管理工作以提升服务质量。因此，作为组织、主管医院患者满意度测评的部门，在获得患者对医院的技术和服务满意状况的大量信息后，还应对其进行描述性、解析性、预测性、决策性分析和评价，形成医院持续改进服务质量所需的信息流。

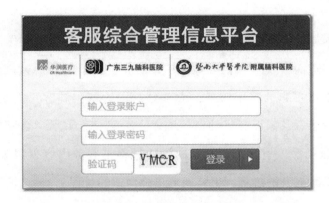

图4-2　患者满意度测评管理信息化系统登录界面

（1）患者满意度测评管理信息化系统实施路径

三九脑科医院根据收集患者意见建议的多种渠道，服务反馈方式，服务反馈所需要获得的患者基本诊疗信息等制定完成的系统需求方案；与医院 HIS（医院信息系统，Hospital Information System，简称 HIS）系统对接，读取患者就诊基本诊疗信息；了解服务随访需求、服务反馈流程、问题整改流程等，建立随访功能模块，按照 PDCA 循环整改原则建立问题追踪体系；按照不同需求提取随访信息，推送给相关部门。

（2）患者满意度测评管理信息化系统实施效果

通过信息系统使数据处理摆脱人工管理所带来的效率低、耗费人力、工作量大、出错率高、不利于计划管理、数据核对困难、手续烦琐等缺点。此外系统还解决了信息资源保存占用过多的纸张且安全性、完整性无法保障的问题；同时也解决了数据孤立，不便于月与月、年与年、同类科室、同类岗位之间的数据链接，未能形成大数据，不能对战略、决策进行长远指导的问题。

测评系统的建成有利于医院服务质量的横向比较及衡量提升的幅度，有利于全面把握患者服务需求，为管理和服务创新提供方向。它为提升三九脑科医院管理，优化医患关系，提升患者满意度、打造服务名牌、赢得患者信任及增强医院综合竞争实力提供了有效的管理工具和强劲的发展动力。

患者满意度测评管理信息化系统与 HIS 系统对接，节省了工作人员手工录入患者信息的工作量，且可根据工作要求，为工作人员列出当天需要探访和电话随访的患者信息，避免重复随访，提升工作效率。对随访结果的利用是随访工作的目的。该随访系统查询快捷，数据完整、准确，尤其是可进行多方位、多因素、多层次查询。这是手工记录完全无法达到的。

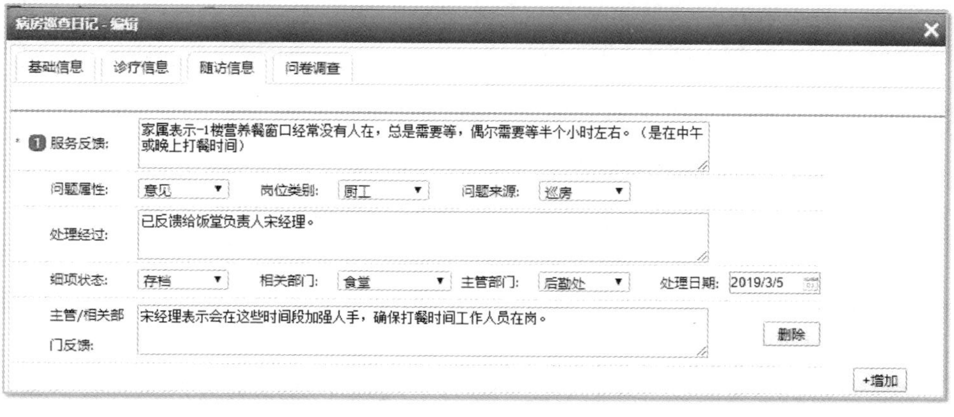

图 4-3 患者满意度测评管理信息化系统 PDCA 循环质控功能

2018 年 1 月到 10 月，三九脑科医院通过信息系统共导入住院患者信息万余条，并通过探访、电话随访、满意度调查、意见箱等方式随访患者千人次，收集有效意见及建议几百条，涉及医生、技师信息上百条，涉及护士、护工信息上百条，涉及清洁、配送、饭堂及病区设备维保等信息共上百条。这些意见均分门别类地反馈到相应科室及主管部门，指出了各科室服务的短板，为科室反思和改进服务质量提供了有效的数据，在督促科室进行服务整改过程中起到了重要作用，提升了医院的服务质量。

所收集的患者就医体验反馈也成了医院月度服务简报的重要内容，连续两月重复存在的问题将进行通报，敦促科室整改。

5. 服务创造价值，为医院带来社会的认可

把服务作为一种品牌来经营，无疑大大提高了医院的整体竞争实力，并成为医院差异化品牌战略的重要武器。三九脑科医院是因服务而受益的"赢家"。医院患者满意度位居行业前列，六成以上患者因为口碑宣传而来，且这一占比逐年增多。

医院多次在省直医疗单位政风行风评议活动中被评为"满意单位"，成为行业医院的标杆，并荣获广东省三级甲等专科医院患者服务满意度第二名。2017 年，医院参加全国服务擂台赛，"想方设法让患者满意，实现服务质量新跨越——润心服务"主题演讲荣获"最具行业价值奖"称号。医院提出的"想方设法让患者满意十项举措"也曾全文刊登于广东省卫生系统主办的《医风》报刊中，作为向广东省各医疗单位推荐学习的典范。

案例分享

在三九脑科医院，有一位特殊的职工，他虽然语言表达不是十分清晰，但做事却特别卖力。这位叫陈志坤的清洁工对三九脑科医院有着特别的情感。努力工作是他能想到的唯一的报答医院的方式，而他的另一个身份则是一名患者的父亲。

时间回到 2011 年 11 月 23 日，陈志坤上小学二年级的儿子陈永泰在放学

回家的路上被汽车撞倒，肇事司机逃逸。陈志坤在医院见到儿子时，他全身插满管子，靠呼吸机维持生命。在东莞当地医院治疗了五个多月后，陈永泰一直处于昏迷状态，身体也越来越消瘦。2012年4月21日，医生告知陈永泰已没有治疗价值，最多能活一个星期。陈志坤绝望地带着儿子回家"等死"。然而，一个星期后，儿子还活着。又过了两个星期，儿子依然存活，这让陈志坤燃起了希望。他嘀咕着，既然比医生预期的多活了这么长时间，说不定还是可以治疗的。于是，他东拼西凑了一些钱，于5月中旬前往三九脑科医院就医。

三九脑科医院植物状态促醒中心主任倪莹莹为陈永泰做了相关检查，初步诊断为持续植物状态、重型颅脑损伤后遗症及重度营养不良。医院还组织了全院大会诊，讨论研究诊疗方案。陈永泰当时的消瘦程度让人吃惊，8岁的他体重只有20斤，脸色蜡黄，全身皮包骨，手肘及膝盖等关节部位显得特别突出，被病友称为"骷髅男孩"。

所有治疗都有条不紊地展开着。半个月后，陈永泰身上有了可喜的变化。他不仅明显胖了一些，而且可以遵从医生的指令张口、睁眼、闭眼了。患者的病情虽然有了好转，但摆在陈志坤面前的又一道难题出现了。他借来的2万元治疗费很快用完了，后续的治疗费却怎么也借不到。

三九脑科医院患者服务中心的工作人员主动帮他联系了媒体和慈善公益组织。很多爱心人士和公益组织纷纷捐款。短短一个多月的时间，22万元善款从四面八方汇集而至。

2012年12月，陈永泰终于从植物状态中苏醒过来。在医疗团队的精心护理下，他的体重也恢复得很快，比刚入院时重了一倍多。为了让陈永泰能够说话、走路，医疗团队付出了很多心血。他们一遍一遍、不厌其烦地训练孩子的步态，一个音节、一个音节地纠正孩子的发声。因为要兼顾孩子的治疗，陈志坤无法去找工作，医院安排他在医院做清洁工。由于还需要定期回老家给孩子办理医保报销，清洁部的工友还主动帮他调班、顶班。

为了报答医务人员，陈志坤从老家带来了香蕉送给他们，但医务人员坚决不要，直到陈志坤急得伤心落泪，医务人员才勉强收下。吃荔枝的季节，陈志坤又花了400元钱买了一些荔枝送给医生护士，谎称"自己家种的"，好不容易才让医务人员收下，但当他们得知实情后，硬是把钱给了陈志坤。

如今，陈永泰已变成胖乎乎的大男孩，能说话，会唱歌，会背唐诗和算术，已不需要留在医院继续治疗了。但陈志坤却舍不得离开这家曾给他儿子创造奇迹的医院，他想用自己的努力工作来回报医院，回报社会。

三、勇担社会责任，凸显红色基因

医院是一个特殊的地方，是救死扶伤的场所，具有公益性的特质。医院在最大限度满足人民群众医疗服务需求的同时，也应承担相关的社会责任。在这个信息技术高度发达的时代，医院与外界的联系空前紧密。履行社会责任也是促进社会和谐、缓解医患紧张关系的有效手段。

作为国企办院的代表，三九脑科医院一直倡导并践行职业伦理和主流社会价值观。在过去的20多年里，三九脑科医院在运营过程中，主动承担对国家、社会、公众及员工的责任，将社会效益放在首位，在确保居民卫生服务质量的同时，在维护国家、人民的健康利益，维护好"医社关系"的基础上使其效用最大化。医院通过在不同领域的诸多尝试，实现了医院成长与社会发展的共同要求。

1. 开展医联体建设等帮扶，用行动为社会奉献自己的力量

作为三级甲等脑专科医院，帮扶传道是医院除自身发展外的重要担当。医院履行好国企办医的社会责任，必须发挥自己的资源优势，结合医联体建

设积极搭建传道授业的平台，切实增强"造血"功能，带动基层医院提升医疗技术和水平。

2017年11月11日，为响应国家新一轮医改政策的号召，医院根据自身能力和区域定位，成立了以三九脑科医院为核心，囊括广东、广西、江西、海南、福建等多个省份医院的"脑病诊疗医联体"。首批共有58家医院签约，成员单位将共同完善神经系统疾病三级诊疗模式，形成基层首诊、双向转诊、急慢分治、上下联动的医疗服务格局，为华南地区农村、边远山区群众提供更好的医疗服务。

过去十年，为发挥国有医院的社会责任，医院多次联合基层医疗机构开展技术帮扶。据不完全统计，过去十年，医院在基层医院举办义诊近300次，技术帮扶步伐遍布周边各省；委派知名专家进入基层医院坐诊，与街道卫生服务中心开展社区卫生服务合作项目，让社区患者在家门口享受省级医院医疗服务；承办社区医院年会，加强技术交流，提升基层医务工作者医疗服务能力，最终让更多百姓获益。此外，医院还常年免费接收基层人员进修学习，并针对存在的问题进行现场指导和培训，不断规范和提高基层人员的质量安全意识和专业技能。

2. 联合开展社会公益活动，传播人间正能量

医院在做好本职工作的同时，应充分发挥自身的社会作用，积极主动地投入到社会公益活动中，这也是履行社会责任的重要方式。随着社会的发展和进步，公益组织和项目也越来越多，医院也可以联合公益机构，利用自身技术优势开展有针对性的公益活动。

近年来，为协助各地残联贯彻落实中国残联颁布的关于贫困儿童抢救性康复项目相关文件精神，优先开展残疾儿童抢救性治疗和康复，使贫困残疾儿童得到康复救助，三九脑科医院多次委派相关科室专家组成脑瘫筛

查组和心理筛查组，分批前往韶关、清远等地开展贫困残疾儿童抢救性康复项目筛查工作。医院专家在各个筛查点接受家长咨询，给患儿建立健康档案，对确诊的患儿进行病情评估，并提出专业治疗计划，制定家庭康复方案。

医患关系一直是社会关注的焦点。为提升患者满意度，三九脑科医院把医疗质量作为核心，一切从改善患者就医体验出发，在提高医疗质量、保障医疗安全，转变工作作风、增强服务意识，改善服务环境、方便患者就医，严格医疗费用管理、杜绝不合理收费、加强医德医风建设、提升医务人员形象等方面建立了一系列完善的管理制度，全面提升医疗服务质量和水平，为广大人民群众提供安全、有效、方便、经济的医疗卫生服务。

医院在提供优质医疗服务的同时，充分整合社会资源，与各大慈善机构建立长期协作机制，呼吁爱心人士伸出援手，为患者重拾健康的希望增多一份保障，让慈善人士及机构从事慈善事业多添一个平台。

医院还创造性地开展了"脑瘫患儿爱心传递"活动，特别设立脑瘫爱心基金，致力于帮助因家庭经济困难没有条件接受正规治疗的脑瘫患儿。活动开展至今，共为 822 名贫困脑瘫患儿提供了治疗帮助。

2011 年，患者姚灼根的家人一次性向医院捐款 20 万元，成立了"姚灼根爱心基金"。至今，医院利用姚灼根的爱心捐款共救助贫困患者60 人。

三九脑科医院倾尽所能地承担社会责任，得到了社会各界的高度评价。

结语

三九脑科医院作为一家三级甲等脑专科医院，通过向管理、向学科、向人才要效益，用真情服务感动人心，走出了一条新时期国有企业医院改革发展的新道路。

当前，新一轮国有企业医院改革仍在深化，一些企业医院在发展中还面临着规模小，管理体制、机制落后，缺乏市场化竞争和服务意识等问题。三九脑科医院通过充分挖掘自身潜力和优势所积累的发展经验，为破解企业医院在发展中所面临的难题提供了一些优异的经验和借鉴。

（李国红）

第五章 深圳龙城医院：康复战略铸就的三甲医院

一、深圳龙城医院简介

（一）医院发展概况

深圳龙城医院（简称"龙城医院"）成立于 2003 年 10 月，坐落于深圳市东北部，秉承了深圳敢闯敢试、敢为人先的创新基因，坚持创新、务实、诚信的理念。龙城医院董事会和院领导班子带领全院员工通过 15 年的不懈努力，从一家只有 98 张床位的一级综合医院，发展成为一家集医疗、康复、预防、母婴保健、科研教学为一体，以康复为主、内外妇儿科为辅的现代化三级甲等康复医院，拥有床位 780 张。建院以来，已经为 5 万多名住院患者提供了康复医疗服务。

截至 2018 年年底，龙城医院共有员工 721 人，其中博士研究生 3 人，硕士研究生 28 人，高级职称人员 37 人，中级职称人员 72 人。全院共有医师 132 人，康复治疗师 160 余人，医技人员 33 人，护理人员 212 人。

建院以来，龙城医院实现了从一级综合医院到三级甲等康复医院的腾飞。从 2004 年出院 1522 人次到 2018 年出院 5776 人次（见图 5 - 1、图 5 - 2），龙城医院笃行"大康复强综合"的战略之路，向政府、社会、医院员工交出了一份满意的答卷。

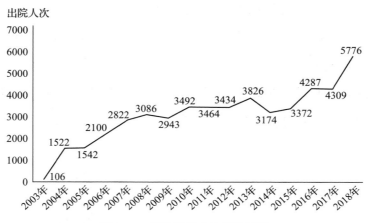

图5-1 医院出院人次变化情况

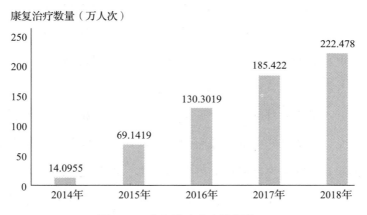

图5-2 康复治疗人次增长情况

（二）治理机制

龙城医院实行董事会领导下的院长负责制，院长全面负责医疗、教学、科研、行政管理工作。决策层主要由董事会、院领导班子以及医院内设各专业委员会组成。董事会负责重大经营上的决策，院领导班子负责管理、业务上决策，各专业委员会负责质量管理体系对应领域的事项决策。

院长办公会是研究和决定医院重大问题以及医院行政、业务的议事决策机构，对讨论研究事项做出决定后并报董事会。在决策程序上，医院的发展规划、"三重一大"等重大事项，以及涉及员工切身利益的重要问题，须经院长办公会议研究决定。

龙城医院设有医院质量与安全委员会及12个相关专业委员会，负责管理对应的事项内容，包括医疗质量与安全管理委员会、安全生产管理委员会、医院感染管理委员会、输血管理委员会等。

（三）经营模式

龙城医院采用策略性经营模式，应用蓝海战略瞄准康复医学的广阔市场，在医院定位发展方面则采用"大康复强综合"的战略定位，依法管理、依法执业、诚信经营。医院康复医学专业设有神经康复、骨关节康复、脊髓损伤康复、老年康复、儿童康复、言语吞咽康复科，并配备康复高端机器人、康复设备、高压氧和水疗康复中心。

医院以患者满意为目标，建立面向患者的组织结构，将传统被动服务模式转变为围绕患者需求的主动全过程服务，将医疗组织结构从疾病诊治拓展到全程化服务。以患者为导向成立客户服务部，通过电话和网络为患者提供病情咨询、预约挂号、信息录入，了解患者需求，提供个性化服务；以患者为中心，采用医治护一体化的管理模式，实现个性化诊疗；开展患者满意度调查，以患者反馈作为医院持续改进的依据。

龙城医院以"国内三甲康复医院领航者"为愿景，秉承资源整合原则，将医院的人力、物力和财力整合，以临床医技科室为保障，集中发展康复医学，采用医治护一体化康复医学模式，探索出一条具有龙城医院康复医学发展特色之路。

渠道上龙城医院通过与综合医院双向转诊和残联合作承接社区康复项目

为杠杆，以此撬动深圳市、珠三角乃至更广阔的康复医疗市场，注重服务好每一个康复患者，通过口碑营销吸引了有康复需求的残疾人、老年患者、残疾儿童、重大手术后患者、恢复期患者等前来龙城医院康复治疗。

（四）荣誉与评价

龙城医院是三甲康复专科医院；120 急救网络医院；交通事故定点医院；工伤、医疗保险定点医院；深圳市残疾儿童智力、肢体、孤独症康复服务定点医疗机构；深圳市工伤康复定点医院；市工伤康复劳动能力鉴定定点医院；深圳市医疗保险康复定点医院；深圳市龙岗区康复医学科联盟牵头医院；广东省康复医学会定点指导医院及广东省康复医学会理事单位；卫生部脑卒中筛查与防治网络医院。

深圳市卫健委每年通过市医师协会带领各大医院医务、质控、护理、院感、药事等方面的专家对市内医院进行年度医疗服务质量评价，根据深圳市卫健委发布的报告，龙城医院连续两年被评为 A 级单位。

二、战略引领篇：大康复强综合

（一）勇闯康复蓝海

1. 邀英才加盟，并肩闯蓝海

社会办医的成功崛起有其偶然性，也有其必然性。偶然性体现在医院的发展抓住了许多重要机会，必然性在于医院选择了与公立医院差异化发展战略。

1992 年，邓小平南方谈话之后，深圳改革开放的步伐加快，各行各业都迅速发展。当时深圳的医疗资源极度不足，龙城医院创始人杨丽怀在家人的支持下，在龙岗区开办了第一家诊所，很快又在深圳其他区连续开了 12 家诊所，由于诚信经营，取得了良好的社会效益。

杨丽怀在从事医疗事业的过程中，深深感到深圳的快速发展和医疗资源供给的滞后，老百姓存在看病难、看病贵的问题。"在 2003 年的时候，我就觉得应该建设一家医院，更好地为老百姓服务，但办综合性医院需要雄厚的资金，用来支付土地、租金、税收、购置设备、人员工资和水电费等，那时候也很困难。不过，为了一份责任，困难再大也要做，为此我卖掉了一部分诊所，筹措了一部分资金，最终共筹得了 6000 万元。"杨丽怀回忆说。

资金到位后，杨丽怀租了当地的一栋楼房，并开始装修。建筑设计专业出身的她只请了施工队，开始亲自对医院的布局进行设计、装修。创建之初，龙城医院还是一家以内外妇儿科为主的一家综合性医院，拥有床位 98 张，员工 90 多人，建筑面积 4200 平方米。创建医院的头三年，举步维艰，龙城医院与公立医院相比，缺乏人才、技术、设备等多个方面的优势，经营一度陷入困境，医院面临着发展方向的选择问题。在龙城医院的关键时期，杨丽怀几经周折，认识了时任深圳市人民医院医务科科长王玉林。王玉林毕业于南京铁道医学院，后又在山东医科大学（现山东大学齐鲁医学院）攻读消化内科硕士和博士，毕业后来到深圳市人民医院工作。

王玉林与杨丽怀多次交流，被其真诚和对医疗事业的执着所感动，2006 年 4 月他辞去深圳市人民医院医务科科长的职务，加盟到龙城医院，担任龙城医院的院长。到龙城医院后，王玉林发现，与公立医院相比，社会办医的成本要大得多，这些成本主要包括用地、租金、税收、购置设备、人员工资和水电费等。另外一个重要问题是医院定位缺乏特色，他上任后做的第一件事就是明确医院今后的发展战略。"我在国外交流时，发现国外康复医学已经发展到较高水平，许多大手术后、危重抢救后的患者，都会转入康复治疗。很多患者的功能障碍都得到了有效的康复，生活质量大大提高。而在我国，由于医疗资源的限制，康复医疗机构的缺乏，患者病情稳定后即出院回家，导致患者意识、肢体、器官功能障碍不能得到及时有效的康复治疗，相当一部分患者丧失了生活自理能力和劳动能力，导致生活质量下降，给家庭和社会带来了沉重负担。同时，并发症的反复出现也增加了医疗资源的浪费。作为医院管理者，我看到这样的情形非常痛心，所以还是希望自己能在康复医学领域做些力所能及的事情。"王玉林说。

在当时的医疗形势和市场的竞争中，发展康复医学事业，具有潜在、巨大的医疗市场，前景十分广阔。因此，放弃与深圳各大公立医院正面竞争的红海市场，龙城医院最终定位于康复医学，走差异化发展的道路。

当时西方的现代康复治疗技术在我国尚未普及，各大医院康复科室发展才刚刚起步，相关治疗费用还不能得到医保报销支持。所以做这样的战略规划也需要魄力和勇气。"当时大家心里都没底，在董事会内部也有很多不同的意见，认为我们缺乏基础，没有用房空间，没有设备，更没有康复人才。"王玉林院长说道。

"既然把旗帜交给了王院长，我们就应该信任他，队伍出现不一样的声音是正常的，但是我作为董事长必须尽量协调好，保证大家一条心，并肩作战。"杨丽怀董事长说道。事实证明，他们选择了医疗市场的一片蓝海。虽然直到2010年，康复的九个治疗项目才逐步纳入医保报销范围。但正因为龙城医院一直坚守康复战略，秉持创新、务实、诚信的理念，才会有今天的辉煌成绩。

2. 精准定位，形成"大康复强综合"的战略布局

在董事会的支持下，龙城医院于2006年6月成立了康复医学科，购买康复医学设备，借用外科10张病床设置了康复病房，腾出行政办公室20平方米作为康复治疗大厅，组建了康复医学团队。但是如果只发展康复科，其他临床专业不强，遇到复杂患者只能将患者又转回综合医院去。因此，医院领

导层又进一步提出了"大康复强综合"的战略定位，既要做大康复科，也不能忽视其他综合科室的发展。龙城医院发展过程中形成了康复、临床、医技、药学全面发展的局面，事实证明这样的定位与布局为做大做强康复科提供了最大限度的保障与支持。

作为三级甲等康复医院，龙城医院学科设置充分体现了"大康复强综合"的理念，设置康复医学专业，包括神经康复、骨关节康复、脊髓损伤康复、老年康复、儿童康复、言语吞咽康复、重症康复、社区康复、心理康复、营养康复、盆底康复科。临床科室具有：内科、外科（普外、泌尿外科、神经外科、骨科、手外科）、妇科、儿科、重症医学科、血液透析科、五官科、中医科、口腔科、皮肤科、急诊科和体检科等科室。还建设有放射、检验、药剂、功能、超声等医技科室的学科布局，并设有先进的百级层流洁净手术室、重症监护病房（ICU），配备 GE1.5T 核磁共振、联影 64 排 CT、GE530DSA、14 座高压氧舱、GE-E7/E9 彩超、德尔格呼吸机、PB840 呼吸机、费森尤斯血透机等。

康复医学专业主要提供康复住院、康复评定、康复治疗康复支持等方面的康复服务内容（见图 5-3）。

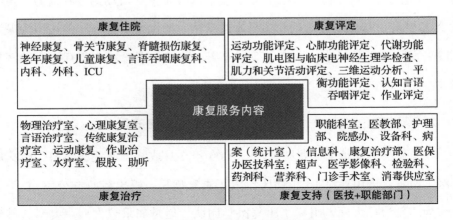

图 5-3 深圳龙城医院的康复医学服务内容

（二）软件硬件并重，做大做强康复专科

龙城医院在确定医院发展的战略方向以后，为提升康复治疗质量，龙城医院先后组织院内骨干赴北京中国康复研究中心、江苏省人民医院康复医学中心、浙江杭州邵逸夫医院参观，学习医院管理、制度建设、科室设置、人才配备、设备购置、康复流程、功能评定、效果评价、接受国际、国内最先进的康复理念，学习神经康复、骨关节康复、儿童康复、脊髓损伤康复的方法，以及 PT（运动疗法）、OT（作业疗法）、ST（语言疗法）的技术。

由于康复科的专业特殊性，康复治疗通常需要较大的空间，现有医疗用房满足不了日益增长的使用需求，为此龙城医院决定拓展康复治疗区的使用面积并增加康复医学科病床。2007 年 5 月，医院租用两栋共 4200 平方米的厂房进行装修改造，并于当年 11 月投入使用，使病床增加到 300 张。其中给康复科两个病区共 80 张床位。2011 年，医院租用临近厂房的 8000 平方米地点作为门诊、医技科室、康复治疗大厅等医疗用房。2012 年国家卫计委正式出台了关于三级康复医院建设的标准，龙城医院认为这是新的发展机遇，决定创建三级康复医院并启动创建程序。2014 年 4 月深圳市卫计委组织专家对龙城医院进行康复医院等级评定，确定为三级康复医院。随后院领导决定正式启动创建三级甲等康复医院，并租下隔壁工厂的四栋厂房，共计 10000 平方米来进行装修改造，并于 2015 年 2 月正式投入使用，病床从 300 张增加至518 张。

1. 借力名院名家，完善康复学科建设

人才是医院的核心竞争力。首先，龙城医院积极引进人才，采取了一系列人才福利策略。包括扩招专业人才，提高医院康复专业人员总量，提升专业人员待遇，增强医院吸引力，开展康复专业技术培训，鼓励员工参与医院

文化活动等。

注重内引外联，先后与北京中国康复研究中心、广东省康复医学会、深圳市第二人民医院、深圳市罗湖妇幼保健院、江苏省人民医院、广东省康复医学研究会、中山大学附属三院等成为合作伙伴，引进包括广东省人民医院、中山三院等十余家知名三甲医院康复科主任到院开展医、教、研、管等方面的合作指导，博采省内外康复众家所长于一体，以谋求医院更大的发展。

2014年，广东省康复医学会康复治疗专业委员会主任委员、深圳市康复医学会会长、深圳市第二人民医院康复科主任王玉龙教授会定期到医院进行教学、查房，不断提高医院康复评定和康复治疗水平。2016年，龙城医院特聘国际物理医学与康复医学会主席、美国医学科学院国际院士、南京医科大学康复医学院院长、南京医科大学第一附属医院康复医学中心主任励建安教授为首席康复专家，定期来院进行教学查房、培训，极大促进了龙城医院康复医疗技术水平的提高，并创建了脊髓损伤康复科。2017年，龙城医院聘请了中国香港理工大学康复医学硕士、加拿大物理治疗师李嘉祁副主任医师为康复医学中心副主任，在李嘉祁主任的指导下，治疗师团队的康复治疗技术不断提高，保障了康复患者的治疗效果。同年，龙城医院与广东省康复医学会儿童发育与康复专业委员会主任委员、罗湖区妇幼保健院儿童康复科主任龚建华教授合作创建了儿童康复科。2018年，龙城医院与南方医科大学和暨南大学博士研究生导师、广东省人民医院康复医学科主任张鸣生教授及其专家团队建立长期协作关系，请其每周来院查房指导工作。同年，龙城医院与中国康复医学会言语吞咽障碍康复专业委员会主任委员、广东省康复医学会会长、中山大学附属三院康复科主任窦祖林教授合作创立了言语吞咽障碍康复科。

2. 积极申报康复鉴定资质，填补业务空白

鉴定资质对康复医院的发展至关重要，龙城医院通过积极申报与审核，目前是深圳市工伤康复、残联康复鉴定定点医院。这是龙城医院通过对照国家各项标准，在院内落实指标，并且医院领导层不断与政府相关部门沟通后，才得以实现的结果。针对儿童康复的空白，龙城医院作为深圳第二家有儿童康复科的医院，通过与深圳市残联和龙岗区残联等机构的紧密合作，针对这部分儿童积极开展康复评定和治疗。儿童康复科给患儿提供了医疗、音乐、言语、感统、针灸、推拿以及引导式教育等全方位的康复治疗，建科以来，已收治孤独症谱系障碍、脑瘫、全面性发育迟缓等患儿2600余人次，显效率达到65%，许多患儿的各项功能得到大幅改善，获得了生活自理能力，返回到幼儿园、学校上课，极大缓解了患儿家庭的负担和痛苦。龙城医院也被深圳市残联评定为残疾人康复服务的"三级（智力）定点机构""三级（肢体）定点机构""三级（孤独症）定点机构"。

3. 联合公立医院，签订双向转诊协议

因为实行差异化发展，避免了与公立医院的正面竞争，龙城医院为公立医院与民营医院的合作提供了借鉴。由于深圳市大部分公立医院康复科床位紧张。另外，康复期患者"压床"造成的医疗资源紧缺矛盾一直是公立医院解决住院难问题的一个痛点。于是龙城医院的院领导主动联系深圳市公立医院开展各种形式的合作来实现互惠共赢。自2014年起，龙城医院先后与深圳市人民医院、北京大学深圳医院、深圳第二人民医院等11家市属公立医院签订了双向转诊协议，提高医疗卫生资源使用效率，减少大医院的压床率，改善康复患者诊疗条件。到目前为止，龙城医院承接了大量重症康复患者，由深圳市人民医院、北大医院、港大医院等向龙城医院转诊达数千人次。通过"双向转诊"，患者获得了及时有效的康复。

4. 建立学科联盟，争取政府资源

2017 年深圳市卫计委、财政委和人社局印发《深圳市社会办医财政扶持政策实施细则（试行）》，民营医院将享受基本医疗服务补贴、基本公共卫生服务补贴、基本医疗床位奖励、医院等级评审奖励、"三名工程"专项经费资助等优惠政策，龙城医院积极申请各项补贴与奖励。龙城医院被评为三级甲等康复医院之后，便收到了深圳市政府的 2000 万元奖励。同时，龙城医院还在所在辖区龙岗区牵头成立由社会办医与公立医院共同参与的龙岗区康复医学学科联盟。该联盟受到龙岗区政府的大力支持，由区内 11 家公立医院和龙城医院联合组建，将加强协作，优势互补，展开医教研全方位合作，并通过外引内联，推动龙岗区康复医学"介入早期化、诊疗规范化、质量标准化、治疗个性化"，提高区域康复医疗整体技术水平和服务能力，积极打造"国际有名、国内领先"的龙岗区康复专业医疗高地。根据联盟章程，各成员单位将建立康复诊疗技术资源共享机制，康复医学科联盟将致力于共同研究、推广康复医学学科发展，解决康复医学诊疗领域的共性问题，充分依托现有条件和信息网络技术平台，加强联盟医院康复医学科之间新技术、新理念、学科建设管理等方面的协作，促进区域内康复医学科医疗、教学、科研等工作协调共同发展，建立康复医学人才培养制度和体系，提升专业人才的服务能力，实现优势互补、双向转诊，促进优质医疗资源下沉及合理利用，为广大患者提供安全、优质、高效、经济和便利的康复诊疗服务。

5. 加强康复医学科研，创新植物人促醒方案

植物状态促醒治疗是重要的康复治疗措施。理想的促醒模式是院前急救、急诊 ICU、创伤外科、神经科、康复科五位一体的结构模式。但由于促醒治疗周期长，有条件的三甲综合性医院床位紧张、费用高，一般昏迷类患者急性期过后即转回基层医院，而这些机构严重缺乏相应的康复设备和促醒手段，

以致患者不能得到规范合理的治疗。鉴于此，龙城医院康复医学中心设立"植物人促醒研究室"，经过多年探索，总结出一整套植物人促醒治疗方案，以中西医结合为主，采取独特催醒的中药、西药，辅以针灸、高压氧、声光电的刺激等综合疗法，结合中医传统的鼻疗法和嗅觉刺激法治疗植物状态病人，为植物人促醒探索出一条新路。目前已经有 51 名植物人在龙城医院苏醒。

（三）紧跟政策导向，实现跨越式发展

此前，由于工伤康复和医保康复费用均不能记账报销，限制了康复医学的发展。龙城医院紧跟国家和政府的政策导向，实现了三次跨越式发展，如图 5-4 所示。

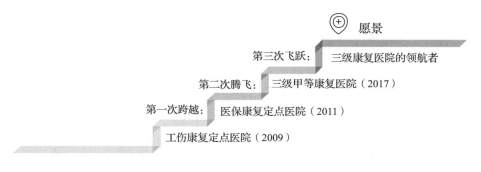

图 5-4　龙城医院的三次飞跃

1. 第一次跨越：成为工伤康复定点医院

2008 年年初，深圳市社保局通过评审，确定了八家工伤康复定点医院，龙城医院作为唯一的民营医院位列其中，极大地促进了医院康复科在工伤康复治疗方面的发展。由于龙城医院治疗的工伤患者数量多、满意度高，于 2009 年 6 月，被评定为工伤康复劳动能力鉴定定点医院，工伤康复住院患者进一步增加，促进了深圳市工伤康复事业的发展。

2. 第二次腾飞：成为医保康复定点医院

2010 年，国务院办公厅转发中国残联等部门和单位《关于加快推进残疾人社会保障体系和服务体系建设指导意见的通知》（国办发〔2010〕19 号），2011 年全国各省市出台《关于加快推进残疾人社会保障体系和服务体系建设实施意见》，把以治疗性康复为目的的运动疗法、偏瘫肢体综合训练、脑瘫肢体综合训练、截瘫肢体综合训练、作业疗法、认知知觉功能障碍训练、言语训练、吞咽功能障碍训练、日常生活能力评定等九项残疾人康复项目，纳入到基本医疗保障范围，将重性精神疾病患者的服药费用纳入门诊统筹，或门诊特殊病种费用支付范围。2011 年，深圳市社保局确定龙城医院为医疗保险康复定点医院，使医疗保险康复患者的康复治疗记账报销成为可能。

3. 第三次飞跃：成为三级甲等康复医院

2012 年，原卫生部发布《康复医院基本标准（2012 年版）》。新标准对三级康复医院的床位、科室设置、人员、场地、设备等提出更高要求。龙城医院瞄准三级甲等康复医院的目标，按照新标准的要求全面布局，通过四年的努力，顺利通过了广东省卫计委"三甲"评审专家的预评审和正式评审，于 2017 年 12 月 6 日正式成为三级甲等康复医院，同时得到了深圳市政府 2000 万元的奖励。

三、质量提升篇：高目标与新模式

（一）以三级甲等康复医院为抓手，全面提升内涵建设

医疗服务质量是民营医院赖以生存的根本，是民营医院管理的基础和核心，是提高民营医院竞争力的重要方法，是增强患者满意度的有效途径。龙城医院在发展初期就确定了重诚信、高质量、强管理、创品牌的办院理念。

三级康复医院评审通过后，医院领导班子认真讨论、研究了龙城医院未来的发展，决定将创建"三级甲等康复医院"作为下一步的发展方向和奋斗目标，成立创建三甲办公室，正式启动了"创建三级甲等康复医院"的进程，确定了四年内每年的创建计划。

2014 年，医院扩大医疗用房后，病床从 300 张增加至 518 张，医院组织三甲办公室以及各职能科室、临床科室负责人赴重庆，参加国家卫计委组织的创建三甲医院内审员培训班，返院后成为创建三级甲等康复医院的骨干，他们带领各科室进行三甲标准的学习和落实。医院严格按照三级医院评审标准进行科室设置，招聘康复医治护人才，购置先进的康复治疗设备。各科室利用晨会、科务会认真学习、掌握三级医院评审标准，多次聘请专家来医院进行讲座辅导，组织了多场三级医院标准的考试和知识竞赛。各职能科室、临床科室认真践行三级标准，各位院长、各职能科长进行了创建三级医院的分工，每月定期到临床医技科室督导检查、指导三级医院的创建工作和三级医院标准的落实情况。按照 PDCA 循环理论不断整改，夯实基础，补充短板，强化标准，提高质量。不断完善软件、硬件的建设，经过全院员工"5＋2""白加黑"四年的不懈努力，"舍小家、为大家"已经成为龙城人的日常生活，正是因为有医院良好的创建氛围和超强的凝聚力，医院上下一条心，才有成功创建三甲医院的骄人成绩。

经过多次模拟检查，龙城医院顺利通过了广东省卫计委"三甲"评审专家的预评审和正式评审，于 2017 年 12 月 6 日正式成为三级甲等康复医院。

建立健全各项规章制度

龙城医院出台了《关于制度、职责制定与废止的管理规定》，对各类制度、职责、流程、预案的起草、审批、执行、修订、废止等各环节进行统一规范管理。近三年以来，医院新增或修订各项制度、职责、流程、预案共计

1180 项，汇编为六个分册：医教研分册、医技分册、护理分册、院感分册、药事分册、行政后勤分册。其中院级制度 154 条，科级制度 127 条，并明确54 项各级医务人员的岗位职责，明确各级人员的权责利。

依据《深圳市医疗服务质量评价标准 2016 版》与《三级康复医院评审标准及实施细则 2017 版》中的要求建立各科日常医疗质量与安全考核指标，定期组织院内检查，按期公布各科检查结果并及时进行监督整改落实，使院内各临床科室之间、"临床—医技"科室之间的医疗质量管理信息资源能及时共享，临床经验可相互借鉴以便医院管理层、科主任能全方位、多维度地进行管理，保障医疗质量与安全。

1. 构建医院质量管理体系

（1）完善医院质量与安全管理组织体系

质量与安全是医院的核心与生命线，龙城医院完善了医院质量与安全管理组织体系。医院实行院科两级负责、三级管理制。构建由决策层、管理层、执行层构成的三级质量管理体系。决策层由医院质量与安全委员会及 10 个相关专业委员会组成，管理层由医院质量与安全管理办公室及 13 个职能部门组成，执行层由 23 个科室质量与安全管理小组组成，详见图 5 - 5、图 5 - 6。

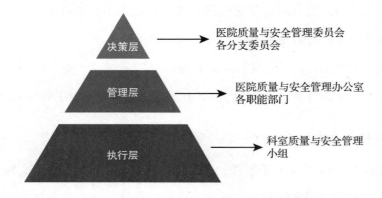

图 5 - 5　龙城医院质量与安全管理三级管理体系

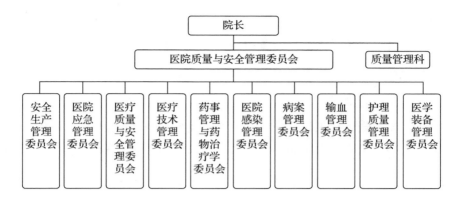

图5-6 龙城医院质量与安全管理组织体系

（2）建立质量与安全管理指标体系

医院开展质量与安全改进计划，设定质量考评标准，筛选出全院优先检测项目，以及分别建立康复科室、非康复科室、手术科室、门急诊、医技科室质控指标，职能部门定期开展质控（见表5-1）。

表5-1 质量与安全管理指标体系（部分）

项目	目标	项目	目标
甲级病历率	≥90%	住院患者康复功能评定率	持续提高≥98%
平均住院日（天）	≤60天	康复评价会召开率	100%
医嘱、处方合格率	≥95%	康复治疗安全核查执行率	100%
输血病程记录书写合格率	100%	康复治疗有效率	持续提高≥98%
住院90天患者上报率	100%	患者康复治疗满意度	持续提高
患者住院死亡病例讨论率	100%	手术患者住院死亡率	逐年下降≤0.4%
危急值处理合格率	100%	手术并发症发生率	逐年下降≤0.1%
医疗安全不良事件报告例数	≥20件/百张床	手术部位标示正确率	100%
二次损伤发生例数	持续降低	术中合理用血率	100%
住院患者压疮发生例数	持续降低	手术风险评估率	100%
科室内跌倒/坠床发生例数	持续降低	手术安全核查率	100%
实施身体约束的总例数和比率	≤2%	非计划再次手术发生率	逐年下降≤0.5%

（3）建立质量持续改进体系

龙城医院领导班子就如何持续改进医疗服务质量召开了多次专题研讨会议，在加强医院质控工作、提升专科建设能力、重视人才引进及培养方面采取了一系列重大举措。

首先，要加强质控工作，完善医疗服务各流程标准建设。全面落实首诊负责制、疑难病历讨论、危重患者抢救、会诊制度、术前讨论制度等医疗核心制度和标准。以三级医师查房、围手术期管理、医院感染控制、优质护理管理等为核心，提高医疗卫生整体质量、医疗安全和服务水平。

其次，健全了医院、科室的质量管理责任体系，院长为医院质量管理第一责任人，负责制定医院质量与患者安全管理方案，定期专题研究医院质量和安全管理工作，科主任全面负责科室质量管理工作，履行科室质量管理第一责任人的管理职责。医院质量管理组织主要包括医院质量与安全管理委员会、各质量相关委员会（医疗质量与安全管理委员会、伦理委员会、药事管理与药物治疗学委员会、医院感染管理委员会、病案管理委员会、输血管理委员会、护理质量管理委员会等）、质量管理部门、各职能部门、科室质量与安全管理小组等。明确各质量管理组织第一责任人与具体责任，体现权力与责任等同。独立设置医务科、质控科、医院感染科、护理部、医疗纠纷调解室等管理部门。从第一责任人到每个相关人员都因医疗质量与安全事件承担相应的责任，质量与安全持续得到改进。

医疗质量管理工具充分体现了全面质量管理的思想：拥有科学的质量管理方法，营造质量与安全的医院文化，逐步实现医疗品质管理的目标。龙城医院积极应用 PDCA、品管圈和 6S 等多种医疗质量管理工具进行质量持续改进，取得了良好的效果。

（4）质量管理信息化

信息化促进高效的医疗质量管理。龙城医院实施了一系列信息化改造措施，包括取得信息安全等级保护测评二级证书；加快医院信息化进程，购买了手麻系统、重症监护系统、OA 系统、不良事件管理系统、医务管理系统、设备管理系统等一系列信息化系统；落实便民信息化措施，开通微信预约、微信支付路径，增设开通自助打印设备等。

建立医疗质量控制、安全管理信息数据库。数据库为质量管理提供依据，治疗质量统计数据包括：手术前诊断与术后病理诊断符合例数、住院患者死亡与自动出院例数、住院手术例数和死亡例数、住院危重抢救例数和死亡例数、急诊科危重抢救例数和死亡例数、康复治疗有效率、康复治疗二次损伤例数等）。此外，龙城医院还制定了不良事件报告制度，增加警讯事件与幸免事件，定期分析不良事件（RCA），全院不良事件纳入统一信息化平台管理。

2. 强化医院感染管理

由于康复医院患者老龄化、基础疾病多、生活不能自理、住院时间长，昏迷患者多，陪护人群庞大，这些因素加大了医院感染控制的难度。龙城医院对院感工作高度重视，设立专职医院感染管理人员，并不断加强医院感染管理科室业务水平，从而全方位的进行医院感染管理。同时，医院投入大量资金建立规范的污水处理系统和标准的医疗废物暂存点，因地制宜规范建设消毒供应室、手术室、ICU 病区、血透室、口腔科等重点科室，并积极购置临床所需先进仪器、设备，完善物理、化学、生物监测设备，不断完善医院感染预防、控制设施，加大医院在感染管理信息系统方面的投入，严格执行相关的法律法规，为医疗安全保驾护航。

（1）建立健全医疗风险监测、预警和追踪机制

龙城医院制定了医院感染风险防范预案和奖惩制度。首先，医院感染管理科狠抓环节流程的细化工作，先由制度执行者拟定岗位工作环节流程，再由医院感染管理科审核，最终由医院感染管理委员会认定，将细化流程作为

规章贯彻执行，如预检分诊流程、传染病报告流程、医疗废物处理流程、职业暴露处理流程、医院感染暴发处理流程、诊疗器械清洗消毒灭菌流程、ICU医院感染管理工作流程、手术室医院感染控制流程、手卫生调查流程、多重耐药菌控制措施等。这些工作流程中均须注明责任人、具体做法及标准要求，从而使规章制度可以有效执行，工作质量做到了自控及质量持续改进管理。

其次，重视感染预防重点环节管理，实施院科两级对医院感染制度落实监督检查，确保重点环节医院感染预防控制措施的落实。开展全院感染监测和留置尿管目标监测、ICU三管监测，定期组织现患率调查，并以院方二级质控考核和病案室质控及各科室自控月报形式相结合，掌控医院感染管理和传染病防控工作，确保医疗安全。医院还会定期对重点部门进行环境卫生学及消毒灭菌效果监测，责令不达标的项目进行整改。

（2）强化培训，提高员工医院感染管理意识

院感办积极开展院感知识培训、专项培训、深入科室面对面进行培训等方式，提高员工医院感染管理方面的意识，扎扎实实地提高培训质量。定期对全院员工进行《传染病防治法》《医院感染管理规范》《医疗废物管理条例》等法律法规方面的培训，提高员工医院感染管理意识，并定期进行全院性院感知识考试。同时，医院会定期进行医疗废物应急预案、传染病疫情防控应急预案、突发公共卫生事件应急预案演练培训；结合常见传染病及H7N9禽流感、流行性感冒、寨卡病毒等新型传染病进行专业知识培训，提高医护人员观察病情的能力，做到早发现、早诊断、早防护、早治疗，防止疫情扩散。另外，每个科室设置了院感质控员，成为科室医院感染管理的重要力量。

（3）规范传染病疫情报告，实施第一时间管理

传染病防控是医院感染管理的重要内容，龙城医院院感染管理和预防保健工作统一由医院感染管理科负责，承担传染病疫情报告和传染病疫情防控工作。医院实行传染病院报、网报双报制度。检验科、放射科检出为阳性结

果都必须与责任医生及时沟通，实施危急值管理，由责任医生报告医院感染管理科（院报），医院感染管理科根据上报要求，按上报时限及时网报，监督医护人员做好消毒隔离和自我防护工作。医院感染管理科开展传染病漏报调查，并严格执行奖惩制度，提高传染病管理工作的质量。同时，医院使用信息系统加强院感管理。医院采购了院感系统，实现院感预警、院感上报、多重耐药菌统计、抗菌药物使用统计线上管理；搭建起信息桥梁，加强了院感专职人员和临床医生之间的沟通，促进了院感预防和控制工作的开展。

3. 创建三级甲等康复医院的经验

总结龙城医院创建三甲康复医院的经验，主要是做好了以下几点。

第一，加强领导，成立组织。医院成立了创建三甲领导小组，由三甲办负责制订创三甲工作计划，协调、督促、落实创建工作的开展。

第二，制定方案，有序推进。医院制定了《深圳龙城医院创三甲工作实施方案》，对各部门的职责和整体工作进度进行了安排，并明确指出创三甲工作各阶段奖惩措施。根据《广东省三级康复医院评审标准实施细则》的要求将479个条款分解到全院各部门、科室，细化任务分工，确保责任到人。

第三，夯实基础，完善制度、规范建设。医院制定了《关于制度、职责制定与废止的管理规定》，对各类制度、职责、流程、预案的起草、审批、执行、修订、废止等各环节进行统一规范管理。例如，组织全院各临床、医技科室修订并更新了146项《疾病诊疗规范》、260项《技术操作规范》，真正做到"制度管人，流程管事"。

第四，全员培训，更新理念。通过院内多次循环检查及专家持续现场帮扶指导，使大家的观念有了真正的转变，从"要我做"到"我要做"，形成了"人人争创三甲"的良好氛围。另外，院领导率队参加了在重庆举办的中国医院协会组织的三甲内审员能力提升培训班，19人取得中国医院协会

（Chinese Hospital Association，简称 CHA）认证的内审员资格证；开展三甲创建培训共计 120 余次；定期召开三甲院内专题协调会议，共计 80 余次；医院聘请南山医院三甲办主任为龙城医院创三甲工作顾问，每周一次对医院内审员及全院员工培训；定期组织全院员工进行"应知应会"和"三基三严"的学习及考试；三甲办定期编写"三甲简报"，将创三甲工作开展情况，以及工作中取得的经验和存在的不足及时反馈给全院员工，营造人人参与创三甲的氛围。

第五，自查自评，持续改进。医院以 CHA 认证的内审员为班底建立院级三甲核心内审员队伍，核心内审员既是三甲创建的内部"教练员"，又是自评"裁判员"。一方面带领各科室学习落实三甲评审标准，另一方面定期对落实情况监督检查，找出存在的不足，协助解决问题，不断提高。

（二）创新医治护一体化管理模式，体现以患者为中心

为了在康复医学中心实现"以患者为中心"的理念，以构建医治护一体治疗服务模式为目标，龙城医院进一步优化康复治疗人员和流程管理，全面提升康复治疗技术水平和治疗效果。为确保医疗质量和医疗安全，龙城医院成立康复治疗改革领导小组，在康复医学中心实行医治护一体化改革，并于 2016 年 7 月 19 日正式启动。医院将治疗师、康复设备分配到每个科室，由科主任率领护士长、治疗组长组成的领导班子全面管理，并实行科主任负责制，确保医疗质量、安全、满意度、管理和经济效益五位一体的全面提升。

1．改革治疗师队伍管理模式

（1）调整康复治疗部职能

康复治疗部比照医务部和护理部职能设置，承担康复治疗安全、质量、经营、奖惩等管理职能。具体负责康复治疗业务指导和宏观管理，指导各康复科室开展医治护一体改革，监督科室治疗项目的制定和质量把关，有权调

整纠正各康复科不合理的治疗项目，负责康复治疗师技术指导和人员调配，承担公共治疗大厅各类康复设备管理、使用调剂与治疗时间的统筹管理，负责熏蒸等特殊公共康复项目的管理。

（2）科室成立康复治疗组

龙城医院在康复治疗规模较大的科室成立康复治疗组，进行医治护一体化改革，由科室承担治疗师的全面管理工作。医治护人员各自分工，并由科主任负责管理，并由医生制定康复治疗方案、治疗师完成康复治疗工作，科主任负责监督检查治疗项目及治疗师执行情况。具体职责分工如下：

● **医师**：全权负责所分配区域内患者的临床诊治工作以及责任区域内的所有日常管理工作。

● **康复治疗师**：负责所分配区域内患者的康复评定、康复治疗、康复文书的及时书写工作。

● **护士**：负责所分配区域内患者的基础护理和康复护理工作。

治疗师团队设置康复治疗组组长岗位，并设立岗位津贴。在科主任领导下，履行科室治疗师业务和行政管理职责。同时，采取相应的绩效激励。龙城医院共成立骨关节康复一科、神经康复科、老年康复科、综合外科（神经康复二科）、手外科（骨关节康复二科）、脊髓损伤康复科、儿童康复科、重症康复科、言语吞咽组、综合康复科、VIP康复科、神经康复三科等12个康复治疗组。

2. 医治护一体化管理模式构建

（1）康复团队会议

基于科室康复治疗组的架构，龙城医院秉承"以患者为中心"的理念，打造出医治护一体化康复治诊疗模式。康复治疗组通过组织康复团队会议，让医生、康复治疗师、护士、患者、家属共同参与康复团队会议，充分沟通，全心全意为患者服务（见图5-7）。康复团队会议必须在患者入院后的72小时内召开，具体包含以下方面的内容：

- 康复治疗前进行康复评定。
- 制订康复治疗计划。
- 进行初、中、末三期康复团队会议。
- 进行患者出院指导。

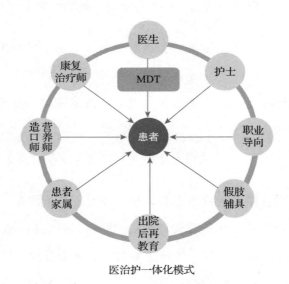

医治护一体化模式

图5-7　医治护一体化模式示意图

（2）医治护一体化服务流程

龙城医院制定了详细的医治护一体化康复治疗基本流程（见图5-8）。患者入院后，医生、治疗师、护士共同参与评估，结合患者及家属康复期望值，制定出康复治疗方案。定期召开团队会议，充分沟通患者康复治疗存在的问题，确保康复治疗效果（见图5-8）。经过不断探索，龙城医院医治护一体化的康复治疗模式收到了很好的效果。

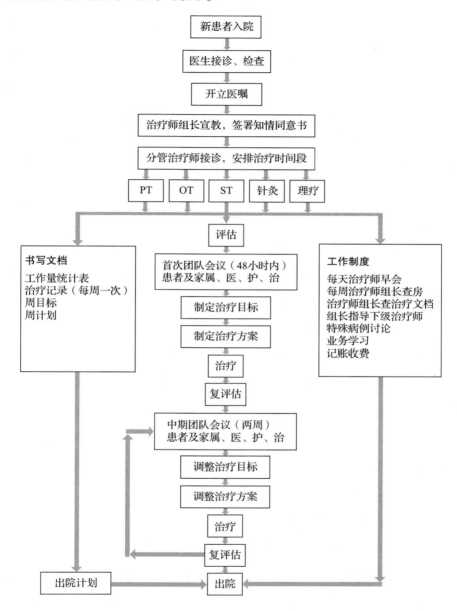

图 5-8 康复治疗流程图

（3）医治护一体化模式下的医患故事

在龙城医院的康复治疗大厅，康复治疗师正给患者张某进行康复训练，旁边的家属激动地说："现在他都不让人扶，非要自己走！"张某停住脚步说："我能自己走！真的很感谢这里的医护人员，尤其是治疗师，让我能重新站起来……"

张某2017年8月在生产车间操作时不幸发生意外，经急诊抢救后，被告知因为神经损伤的原因以后可能会瘫痪在床，生活不能自理。患者家属说："当时我的脑袋懵懵的，眼前浮现的净是他以后生活不能自理的情景。孩子们都在外地，工作又忙，我现在身体健朗还好，说句不好听的，要是我先走了，他连个照顾的人都没有。"后来，主治医生建议张某进行专业的康复训练，这样他有可能恢复部分身体功能。子女经过多方比较和打听后，选择了深圳龙城医院进行康复治疗。

张某住院后，医治护团队根据患者的病情进行会诊，邀请患者家属参与，了解患者的各项情况，为张某制定了一套个性化的康复治疗方案。长时间的卧床导致四肢肌肉萎缩，生活不能自理，情绪十分低落。在进行康复治疗的同时，康复治疗师介入了心理疏导，设法调动患者的康复积极性。在康复治疗师的耐心鼓励下，张某开始积极配合各种功能训练。很快，张某的肢体活动能力有了改善，可以做些轻微的动作，家属十分欣喜，张某也看到了希望，更加坚定了康复的信心。

2017年12月，张某终于可以被搀扶着站起来了。"终于不用躺在床上了！"家属激动地擦着眼泪。主治医生任海说，自那以后，张某的情况几乎每天都在发生新的奇迹——能自己翻身并坐起来、不需要搀扶自己站起来、摸着扶手可以慢慢挪动一小步了、不靠搀扶可以自己行走……2018年1月6日，张某步行出院，重新回归社会。

患者家属说，在医院进行康复治疗的半年多时间，科室的医务人员就像他们的亲人一样，让他们感受到温暖。而耐心、细心、贴心的治疗和照顾，给了张某重新"站起来"的机会，是当之无愧的白衣天使！

3. 全方位发展康复专科护理

龙城医院护理团队以提高患者生活自理能力、回归社会为目标，护理部坚持以全程质控为重点，全员参与为目的，严格把好质量关，通过各种护理技术手段，实施干预措施。目前神经康复科气管切开治疗封管 36 例，管饲患者康复后拔管 46 例，导尿装置管康复治疗后拔管 28 例，吞咽功能障碍需要时间歇插管 8 例。

（1）完善康复护理人才培养

龙城医院不断加强康复护理人才培养，与江苏省人民医院、广东省人员医院康复科、中山大学附属第三医院建立合作关系，不断引进新理念、新技术，通过以点带面，不断夯实康复护理学科的建设与发展。

医院会选送优秀护理人员外出进修学习，培养康复专科护士、脑卒中专科护士、吞咽障碍专科护士、老年病专科护士等 20 名，各专科护士已成为护理团队的中坚力量，带动科室康复护理工作的开展。此外，医院还会开展康复护理知识和技能多项比赛，以赛促学，以赛促教，以赛促改。并举办市级继续教育培训班，邀请院外护理专家讲课，提高护理团队理论水平。在 2018 年广东省举办的康复护理技术比赛中，龙城医院康复专科护理团队荣获二等奖。

（2）艺术与康复治疗的融入

为丰富患者的业余生活，根据患者的功能康复情况及个人爱好，选择适合的手工作业，增加趣味及艺术性，将手工艺术结合至患者康复训练中，使患者在浓厚的兴趣指引下完成治疗，并将钻石绣、十字绣、剪纸等手工艺术根植于枯燥的康复训练中，实现功能锻炼。在护士指导下，脊髓损伤患者完成了一幅幅"钻石绣"。

患者碎片时间管理。

为患者提供展示自我的机会，鼓励患者参加医院组织的各项集体活动，改善患者社交能力，通过医院及科室组织的各类活动，使患者参与其中，如唱歌、轮椅舞（轮椅患者、护士）、偏瘫患者穿脱衣裤比赛、轮椅患者越过障碍物比赛、猜灯谜、书法展示，利用患者碎片时间及康复治疗空隙时间为患者提供跳棋、象棋等娱乐活动，使其在轻松愉快的状态下完成康复治疗。

提高患者生活自理能力。

组织轮椅患者到社区超市进行无障碍活动体验，训练患者通过十字路口、上坡、轮椅技巧、上台阶、超市购物等项目。康复科大部分患者肢体活动功能受限，于是医院通过组织包饺子、包粽子等一系列精细的手部锻炼项目，使患者不仅体验到了家庭的温暖，而且提高了日常生活自理能力。

完善医院无障碍设施。

龙城医院使用轮椅辅具的康复患者占住院康复患者总数的1/3（约180人左右），为提升龙城医院无障碍设施建设，护理部开展医治护无障碍体验活动。医生、护士、治疗师坐在轮椅上在医院进行各种无障碍设施的体验，以便于改进，通过增加无障碍扶手、无障碍平推门，医院对斜坡路面做防滑及缓冲处理，改造无障碍卫生间，增加卫生间紧急呼叫系统，从而满足轮椅患者需求，提高患者自理能力。同时，医院为每个科室增设共享按摩椅、共享电源、共享雨伞、共享轮椅等服务，为患者提供便利。

4. 医院陪护人员推行公司化管理

龙城医院为统一陪护管理，专门成立了后勤有限公司，将陪护人员纳入公司化管理，对陪护形成系统规范化的培训及考核。通过岗前培训、日常强化培训考核，使陪护人员自身素质和能力也有了很大的提高，对患者的生活服务有了质的保障。医院对考核合格的人员发放陪护人员聘书，评选院内优秀陪护 20 名，发放鼓励金及荣誉证书，树立优秀陪护人员标杆。自陪护规范化管理后，全院共计培训陪护人员 137 人，使医院的整体环境、患者、家属、陪护的管理及医院的秩序得到了很大的改善，全院满意度较以往有所提高。

（三）热心公益，凝聚大爱，勇担社会责任

龙城医院以"患者需求至上"为宗旨，不忘初心，履行社会责任，力求为人民的健康提供优质的医疗保健服务，开展各类社会公益活动，成效显著。

1. 志愿服务工作群众口碑好

龙城医院现有登记注册志愿者 18 名，成立了由 14 名党员志愿者组成的服务队，经常开展交通文明劝导、社康义诊、控烟、健康宣教等活动。多年来医院积极参与政府组织的公益事业，并开展各类公益活动，结合专业特色，定期组织党员、干部和群众到街道、敬老院等地进行义诊，为周边的百姓做好事、办实事，提供上门居家康复、健康教育宣讲、医保政策普及等服务。

2. 爱心公益活动政府评价高

龙城医院积极组织员工参与社会性公益活动，定期开展无偿献血、捐款、暖医救助等活动，多年来为残疾儿童、家庭困难患者减免医药费用共计 1400 余万元，帮助贫困患者解决实际困难。医院还设立了深圳市慈善会"龙城天使"儿童康复救助基金和"龙城关爱"康复救助基金，帮助经济困难患儿及成人开展康复治疗，发扬公益惠民的文化精神。2017 年，龙城医院共救助患儿 56 人次，减免医药费用约 15.2 万元，成人患者 18 人次，减免医药费用约 7.5 万元；2018 年上半年，共救助患儿 466 人次，减免医药费用 638744 元，

成人患者 187 人次，减免医药费用 355098 元，协助政府解决了残疾人、重度脑瘫、重度自闭症儿童及青少年的治疗、护理和引导式教育等问题。龙城医院的一系列爱心行动得到了群众的高度赞扬，医院连续多年获得龙岗区残联、坪山区残联授予的"扶残助残、爱心楷模"称号。

3. 精准扶贫工作社会反响好

龙城医院坚持参与各社会机构的募捐活动，2017 年向爱联社区养老基金、篮球基金捐助 50 万元；在龙岗区开展的"2017 广东扶贫济困日"的捐款活动中捐款 6 万元；2017 年 8 月，对河源市紫金县 10 名 2017 年应届高考医学相关专业的贫困学生进行资助，共计 50 万元；2017 年 12 月在市卫计委组织的为广西百色扶贫活动中捐款 10 万元。

龙城医院深入开展精准扶贫工作，积极帮扶河源市龙川县发展医疗卫生事业。2017 年 8 月，为提高龙川县人民医院的诊疗水平，龙城医院捐助一台全新的美国产价值 400 万元的 GE-E9 彩超设备，并协助龙川县人民医院加强康复科医生的培训；为 24 个乡镇卫生院各捐助一台健康一体机；为鹤市镇卫生院提供中心供氧设备带、康复治疗设备，对他们的急诊科、妇产科建设予以大力支持，还帮助他们装修了 1600 平方米的门诊综合楼；为黄布镇卫生院捐建一栋约 2000 平方米的医疗综合楼；承担两年 20 个定向回龙川就业的医学本科生培养费用（每人 5 万元）。龙城医院先后为龙川县健康教育扶贫投入 1600 万元，大大提高了当地医疗卫生、教育水平，改善了群众的就医体验，得到了当地政府、社会和广大人民群众的热烈欢迎。2018 年 8 月 21 日，医院到龙川县再次开展精准扶贫工作，为快速提升鹤市中心卫生院的综合实力，进一步推动鹤市镇卫生事业健康持续发展，捐赠了一批价值 60 万元的医疗设备。作为一家民营医院，龙城医院十多年来共减免、资助、扶贫累计投入 3227.45 万元，以实际行动回报社会。

四、挑战篇：发展困境与竞争分析

（一）政策支持

任何医疗机构的发展都离不开相关政策的支持与资金的投入。公立康复医院有上级主管部门的拨款支持，而民营医院则需要自负盈亏。

首先是医保支付的影响。直到 2010 年，国家出台《关于将部分医疗康复项目纳入基本医疗保障范围的通知》（卫农卫发〔2010〕80 号）要求将运动疗法等九项医疗康复项目纳入城镇基本医疗保险和新型农村合作医疗（以下统称基本医疗保险）支付范围，对于保障参保人员基本医疗康复需求起到了积极作用。2016 年人力资源社会保障部、原国家卫生计生委、民政部、财政部、中国残联联合印发《关于新增部分医疗康复项目纳入基本医疗保障支付范围的通知》（人社部发〔2016〕23 号），要求各地在 2016 年 3 月 9 日前将康复综合评定等 20 项医疗康复项目纳入基本医疗保险支付范围，并且各省（区、市）原已纳入支付范围的医疗康复项目应当保留。至此，纳入医保的医疗康复项目增加到 29 项。这一通知对我国康复事业是一大积极信号，意味着会有更多的患者可以有保障地进行康复项目。但是，在康复领域，还有很多项目亟待加入医保行列。其次，医药服务价格形成机制仍然是以政府定价为主导，医院比较被动。尤其对于民营康复医院来说，虽然国家陆续出台了相关政策降低药价提高服务价格，但主要提高的是诊查费用。由于康复费用更多体现在治疗项目上，但现有的部分康复治疗服务项目的价格并不能体现医务人员技术劳务价值，同时也存在医院申报新增引进的新技术新项目定价的审批程序繁杂的情况。因此定价机制的不完善影响了医院的采购行为，除了对患者的用药产生影响，对康复治疗、康复器具使用也会有影响，还降低了医务人员的积极性，也一定程度上影响了患者的康复疗效。

（二）人才困境

1. 人才总数不足

目前我国康复人才供需矛盾十分突出，康复需求数千万人，而康复相关专业人才仅有数万人。据统计，全国目前只有 40 余所大专院校开设了康复医学专业，每年毕业的康复人才不过 700 人，在这样的背景下，龙城医院也面临同样的人才困境。龙城医院作为民营医院，对医疗人才的吸引力不如公立医院，据龙城医院人事科预计，2019 年医院康复专业技术人才的缺口在 30 人左右。

2. 人才流失率高

在职称晋升方面，当前我国康复专业人员的职称评定可以选择的仅有康复医学、康复医学治疗技术两个专业方向，都是挂靠在医疗技术系列。没有独立职称，也就没有符合康复治疗职业特点的晋升机制。这在一定程度上限制了专业人员的职业选择，影响了他们的职业发展。同时，一些康复治疗人员是跨专业从事康复治疗工作的，例如新招的中医、理疗等相关专业人员，他们往往没有系统学习康复知识，业务水平参差不齐。而且，医院花大力气培养了一名医生，该医生最后可能也因为无法晋升高级职称而选择跳槽公立医院。更有年轻医生选择在民营医院工作只是为了取得执业医师资格证后方便进入公立医院。龙城医院每年的康复医疗人才流动就超过总数的 1/4，这严重制约了医院的发展。

（三）发展空间

建院之初，龙城医院的业务大楼、住院大楼均是租用当地农民房装修改造的，空间布局不合理，医院现有的客观条件无法满足需求，只能通过优化就医流程等手段暂时解决燃眉之急。后来，医院租下附近工厂，装修改造成康复医学大楼，才使得康复科实现真正的发展。直到 2014 年，龙城医院通过积极向深圳市相关部门争取，在旧改地块商业用地中划出18900平方米土地改为医疗卫生用地，相信未来能解决发展用地需求。

（四）竞争分析

医院战略管理的目标是以各种资源的有效利用，提高运行效率，提供更多更好的医疗服务，确保医疗服务质量和医疗安全，实现社会效益和经济效益的双赢。随着深化医疗体制改革的不断推进，医院的内外部环境发生着巨大变化，医院面临的可能是机会也可能是挑战。龙城医院选择"大康复强综合"的发展战略，形成医院的核心竞争力，通过优化诊疗流程，加强医护团队的协作，使医院在激烈的竞争中取得一席之地，并实现可持续发展。对龙城医院的战略发展，可以使用SWOT矩阵进行分析，总结该院取得现如今成绩的经验，以供龙城医院自身以及更多的社会办医机构参考。

SWOT 分析

通过SWOT分析，深圳龙城医院之所以发展如此快速，得益于利用了蓝海战略和内部管理模式等的优势，克服了用房、人才和政策等困难，走向了增长型战略（SO）道路，也走上了快速发展的高速路，如表5-2所示。

表5-2　龙城医院战略SWOT分析

S：优势	W：弱势
1. 吸纳专业管理人才 2. 精准定位"大康复强综合"的战略 3. 创新的"医治护一体化"管理模式 4. 持续的质量改善	1. 用房紧张 2. 人才缺乏 3. 技术落后 4. 资金紧缺
O：机遇	T：威胁
1. 康复医学在中国的发展 2. 人口老龄化、市场缺失等产业机遇 3. 政策机遇：一系列鼓励社会资本办医政策，全面放开医疗市场准入限制，打破社会办医"玻璃门"。同时随着深圳市奖励资金的到位，为下一步跨越式发展提供了一定的资金支撑	1. 民营医院负面新闻多、公信力不足 2. 公立医院康复科的竞争 3. 其他民营康复医院的潜在进入可能

五、未来篇：大发展与新布局

随着人口老龄化社会进程的加快以及群众医疗需求的增加，人们的健康观念发生了改变，政府、社会、个人都更加重视康复医疗服务，逐渐凸显康复医学的价值。我国人口众多，康复需求巨大。中国产业信息网发布的《2016—2022 年中国康复医学行业市场监测及投资趋势报告》预测，到 2023 年，我国康复医疗产业规模有望达到 1038 亿元，年复合增长率不低于 18%。如果按照发达国家标准，市场规模会在 6000 亿元人民币以上。因此，我国的康复医疗产业未来将有更大的发展。在此背景下，深圳龙城医院又展开了新的布局。

（一）大力发展居家康复、嵌入式社区康复养老项目

龙城医院社区康复科自 2015 年以来，承接多个康复服务项目，包括 2015 年平湖街道重度残疾人居家康复服务项目；龙岗区社会福利中心残疾少年儿童《2015 年福彩金转介上门康复服务项目》；2016 年龙岗区 5 个街道重度残疾人居家康复项目；2016—2017 年坪山区残疾人社区精准康复服务项目；2017 年龙岗区 7 个街道重度残疾人居家康复服务项目及门诊康复服务项目等；2018 年平湖街道社区中老年人定点康复项目，2018 年龙岗区残疾少年儿童康复救助项目（福利中心上门定点康复），2018 年龙岗区"7＋1（福利中心）＝8 个街道重度残疾人居家康复项目"，2018 年龙岗区残疾少年儿童康复救助项目上门康复治疗项目。以上康复服务总人数累计 618 人，服务时长 30253.25 小时。社区康复项目受到了广大残疾人、老年人及上级部门的一致好评。详见图 5－9、图 5－10。

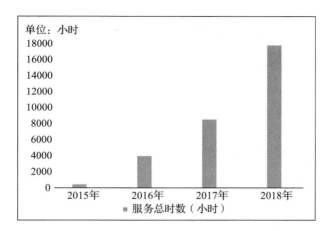

图 5 - 9　2015—2018 年深圳龙城医院社区康复服务总时数情况

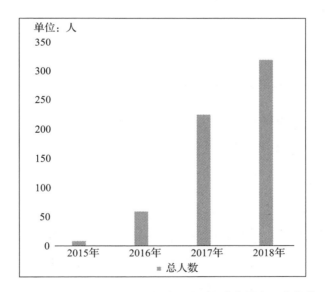

图 5 - 10　2015—2018 年深圳龙城医院社区康复服务总人数情况

居家康复是提高患者康复水平最直接有效的手段。龙城医院坚持以残疾人康复需求为导向，未来仍将大力配合、积极参与政府开展的居家康复、社区康复等民生工程项目，并通过创新，增加服务项目，满足残疾人、老年人的个性化需求。

（二）积极打造五位一体的智慧健康医学城

一方面，龙城医院董事会于 2014 年 3 月提出，从通过旧地改造获得的商业用地中划出 1.89 万平方米土地改为医疗卫生用地。现已通过市规土委规划审批，规划建筑面积 12.3 万平方米用于医院建设与发展，创建一个以康复医院、脑科医院为基础，康复、医疗、护理、养老、舒缓治疗五位一体的智慧健康医学城。龙城医院正在各级政府支持及董事会的领导下，积极推动和加快"旧城改造"项目的落实，使"龙城健康医疗城"早日投入使用。

另一方面，龙城医院加快各类人才的引进，尤其是专业领军人才，加大医院信息化投入和建设力度，进一步提升医院的科学化、规范化管理，龙城医院的愿景是成为国内三级甲等康复医院的领航者。

（三）引入国际资源，创建辅具中心

目前，我国康复辅具事业的发展现状与养老助残事业对康复辅具服务的客观需求之间仍存在巨大差距，服务机构和专业队伍建设明显滞后，这些都是我国实现养老助残目标的主要制约因素。因此，随着我国经济技术的不断发展和人们健康理念的逐步改变，为保障残障群体（"残障群体"泛指残疾人、老年人和伤病人，此概念与世界卫生组织定义的"残疾"相对应）权益，发展我国康复辅具事业。龙城医院通过引入国际资源，创建辅具中心，希望在智能辅助器具产品方面做出成绩。

（四）国际康复质量认证委员会（CARF）认证

目前，龙城医院正在筹备国际康复质量认证委员会（Commission on Accreditation of Rehabilitation Facilities，简称 CARF）对康复医疗机构质量的认证测评。CARF 认证是国际公认的康复机构质量认证体系，CARF 认证有利于

树立以人为本的医院文化，提高管理效益和效率，增强康复服务能力，提升职工人文和学术素质，加强医疗安全控制，提高患者、员工和卫生主管部门的满意度，提升医院声誉等。秉持"以认证促发展"的理念，通过认证提高医院的管理水平和完善服务流程。另外，深圳龙城医院已逐渐将视野投向全国及海外市场，结合康养新理念与新模式，开拓更大的市场与机遇。

结语

龙城医院用短短十几年的时间将一家经营面临困难的一级医院发展为如今的集医疗、康复、预防、母婴保健、科研教学为一体，以康复为主、内外妇儿科为辅的现代化三级甲等康复医院，依靠的首先是准确的战略定位，其次是重视质量的持续改进。

战略层面，龙城医院在灵魂人物杨丽怀和王玉林的带领下，极具眼光地瞄准康复蓝海，精准定位、并肩作战、踏实耕耘，让医院始终走在正确的发展道路上。在做大做强康复专科这件事情上，他们"硬件和软件并重"紧跟政策，最终使得医院实现了跨越式的发展。

质量层面，龙城医院以建设三甲康复医院为契机，建制度、构体系、强感控，全面贯彻"以患者为中心"的理念，创新医治护一体化治疗服务模式，全方位发展康复专科护理，提升康复治疗技术水平和治疗效果，不断深化医院的质量与安全管理。在此过程中，不但有医院管理的进步，也有医疗质量的提升，患者安全的进步，更重要的是医院收获了患者满意、社会高度评价的荣誉。

当前，我国的康复医疗行业还处于起步阶段，呈现康复产业规模小，康复意识薄弱，康复资源不平均，康复人才不足等问题。随着老龄人口和慢性病患者数量逐年增加、医保政策对残疾人以及住院患者的覆盖度提高，预防、治疗和康复的理念将深入人心，未来康复医疗行业市场容量将有超预期表现。同时，康复理念以及康复医院的管理模式也在不断地更新和发展。在困境与机遇并存的背景下，龙城医院将继续笃行"大康复强综合"的发展战略并开始新布局，依托双向转诊、康复联盟等与公立三甲医院的合作和社区康复、社区养老的延伸服务，借助智慧康养城的经营模式扩大业务规模并增强核心竞争力，创建辅具中心以拓宽服务链条，通过 CARF 认证，力争实现成为国内三甲康复医院领航者的愿景。

（张　丹　陈李炎）

第六章　新疆佳音医院：战略导向的资源配置

一、新疆佳音医院概况和发展历程

（一）新疆佳音医院概况

当前，我国辅助生殖行业处于巨大需求与密切监管相结合的状态。目前我国具有辅助生殖技术资质的医疗机构主要为公立医疗机构，社会办私立辅助生殖机构仅 45 家，占所有生殖中心比重不足 10%。

新疆佳音医院（简称"佳音医院"）立足辅助生殖行业特点和区域市场环境，于 1995 年 2 月 26 日创立于乌鲁木齐市，历经 20 余年持续成长，逐步发展壮大成集生殖医学及生殖遗传临床、科研、教学、新技术开发于一体的高新科技实体和互联网医疗模式专科连锁医院集团。

佳音医院在新疆和重庆共拥有 10 家连锁医院，是目前新疆规模最大的社会办医。佳音医院是目前全国唯一拥有生殖健康与不孕症专业国家临床重点专科的生殖医学中心，也是新疆唯一拥有国家临床重点专科的社会办医。拥有临床基因扩增、产前诊断技术、NIPT（无创基因检测）、植入前胚胎遗传学诊断（PGD/PGS）等高新技术资质，截至目前佳音医院试管婴儿开展已经超过 3 万个周期。

　　从 2018 年起，佳音医院以三甲妇产（生殖）医院和生殖健康与不孕症专业国家临床重点专科为平台，携手遍布全国各地的数十家医疗机构，共同打造国内首批生殖云门诊，与这些多家医疗机构进行在线协作，形成覆盖诊前、诊中、诊后的线上线下一体化医疗模式。新疆佳音互联网医院建设的原则包括"数据集中、无缝连接、双向透明、同步同质、远程赋能"，佳音云门诊以互联网平台为枢纽，让自己的优质医疗资源下沉，为全国各地更多需要生殖医学服务的患者提供超越传统模式的优质诊疗服务方式。

（二）医院发展历程及战略定位

　　经过 20 多年的发展，佳音医院由一所生殖遗传咨询门诊部逐步发展为一家技术全面、队伍强大的三级专科医疗机构。新疆佳音医院获得三级甲等妇产（生殖）医院资质，生殖健康与不孕症专业入选国家临床重点专科，目前在全国拥有 10 家连锁医院，产科和泌尿外科入选新疆临床重点专科建设项目，医院同时拥有体外受精—胚胎移植、基因扩增、产前诊断技术、NIPT（无创基因检测）、植入前胚胎遗传学诊断（PGD/PGS）等高新技术资质。

　　佳音品牌可以追溯到 1995 年，佳音门诊开业于乌鲁木齐市，创始人为黄卫东。自 1998 年起陆续在深圳、海口、重庆、成都、宜宾、吐鲁番、库尔勒、伊宁、喀什、阿图什等地开设连锁机构。

　　1999 年之前，佳音医院业务布局点较为分散，在广东、海南、重庆、四川、新疆等多地均设有分支机构，业务范围以男科治疗为主，区域跨度大、管理难度大、市场竞争激烈。随着辅助生殖技术逐渐成熟，市场需求增加，佳音医院果断采取区域战略收缩，业务战略转型。在区域上将业务机构主动收缩，聚焦在新疆，立足新疆、辐射中亚；创建生殖医学中心，开展人类辅助生殖技术。1999 年，佳音医院作为新疆卫生厅批准设立的社会办医正式开业，形成了佳音医院团队，并创建了新疆佳音医院生殖医学中心，不断开展并完善辅助生殖技术。佳音医院的第一例试管婴儿于 2001 年受孕成功，并在 2002 年 7 月 27 日顺利诞生。佳音医院生殖医学中心成为新疆首家获得卫生部人类辅助生殖技术准入资格的医疗机构，也是全国首家获得这项资质的社会办医。

2010 年 12 月，佳音医院生殖健康与不孕症专业入选首批国家临床重点专科建设项目。2013 年，佳音创建三级妇产医院，投资 3 亿元创建新疆较大的社会办医。

近年来，随着医院长期的技术、人才和品牌积累，以及辅助生殖技术需求的增加，医院获得飞跃式发展。2017 年，佳音医院开始布局干细胞技术，获批新疆生产建设兵团干细胞库；同年医院获批 PGD/PGS 技术试运行资质，也是全国非公立医疗机构首家获批植入前胚胎遗传学诊断/筛查技术（PGD/PGS），即第三代试管婴儿技术试运行资质。

目前全国共有 340 家获得批准可以开展产前诊断技术的医疗机构，佳音医院名列其中，是全疆可开展产前诊断技术服务的七家医疗机构之一。2018 年 7 月 14 日，佳音医院新疆首例第三代试管婴儿顺利诞生，佳音医院第三代试管婴儿通过正式运行评审。

（三）实现国家重点专科突破

2011 年 2 月 14 日，佳音医院从当年全国的 8000 多家民营医院中脱颖而出，成为国内生殖医学领域唯一国家临床重点专科建设项目的医院。

项目得到批准之初，佳音医院依照《卫生部办公厅关于做好 2010 年国家临床重点专科建设项目的通知》有关精神，严格对照国家临床重点专科审核表中的 27 项标准，于 2011 年年初开始了重点专科建设。经过多年的持续努力，佳音医院已建成立足新疆、辐射中亚的生殖健康与不孕症专科临床医学中心，构建起包括生殖妇科、生殖男科、遗传优生科、产前诊断中心、微创妇科、生殖中医科、生殖健康保健科和胚胎实验室、男科实验室、细胞遗传实验室、PCR实验室、高通量基因测序实验室、云诊疗等在内的生殖健康与不孕症专业系统服务体系。

在业务方面，医院共扩展专科建筑用房总面积24800平方米，2018年科室出院患者3411人，年门诊人数达11.7万人。获批国家重点专科后，佳音医院又开展新技术新业务25项，其中8项为国内领先新技术，13项为新疆最早开展的新技术，累计开展近3.5万次应用，其中以染色体拷贝数变异检测（CNV）技术开展最多，实现14000余次应用。

佳音医院医疗质量明显提高，将2018年与2011年的数据进行比较，取卵周期从1058个上升到2655个，鲜胚移植周期妊娠率从45.05%上升到63.91%，冻胚移植周期数从434个上升到1048个，冻胚移植周期妊娠率从39.60%上升到51.72%，详细见图6-1和图6-2。

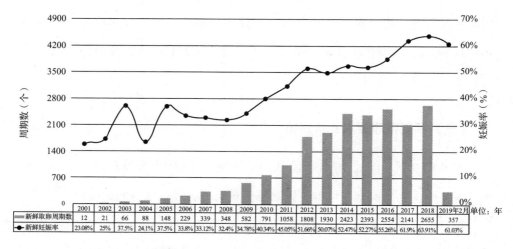

图6-1　新疆佳音医院新鲜取卵试管婴儿周期状况（新鲜胚胎年周期数与妊娠率走势图）

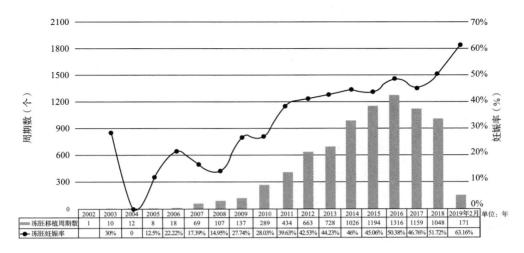

图6-2　新疆佳音医院冻胚移植试管婴儿周期状况（冻融胚胎年周期数与妊娠率走势图）

在提升医疗质量的同时，有效防范和控制医疗风险更是佳音医院各项工作的重中之重。佳音医院编写并落实各专业技术的岗位职责、诊疗指南、标准作业程序（Standard Operating Procedure，简称SOP）并将其上传钉钉即时通信平台，及时更新并定期考核，各项举措多管齐下，效果斐然：异位妊娠率从7.0%下降到1.77%，流产率从16.53%下降到13.11%，接受下级医院急危重症和疑难病患者转诊人数上涨98%。

在国家临床重点专科的建设和带动下，佳音医院适时不断开展技术推广和人才培养，除了潜心钻研，提升自身医疗水平外，还带动推进区域医疗服务能力，让群众就近就能享受到代表国家先进水平的生殖健康与不孕症领域的诊疗服务。佳音医院生殖健康与不孕症专科在国家临床重点专科评审的顺利通过，是佳音医院战略发展道路上的重要里程碑。国家重点专科的确立，为佳音医院日后的工作指出了明确的方向。

（四）获得新疆首家第三代试管婴儿资质

2018年7月24日，新疆维吾尔自治区卫生计生委给新疆佳音医院下发了

《关于同意新疆佳音医院正式运行辅助生殖技术—植入前胚胎遗传学诊断/筛查技术（PGD/PGS）的批复》，同意佳音医院正式运行辅助生殖技术——植入前胚胎遗传学诊断/筛查技术（PGD/PGS），标志着佳音医院"第三代试管婴儿技术"获准正式运行。

2018 年，佳音医院共完成 3775 个试管婴儿治疗周期，其中常规体外受精胚胎移植技术（第一代试管婴儿）2019 个周期，卵泡浆内单精子显微注射技术（第二代试管婴儿）638 个周期，植入前胚胎遗传学诊断/筛查技术（第三代试管婴儿）70 个周期，冻融胚胎移植 1048 个周期，新鲜周期总临床妊娠率达 63.91%。

目前，佳音医院可正式开展辅助生殖技术的项目包括：夫精人工授精（AIH）、常规体外受精—胚胎移植（IVF，俗称"第一代试管婴儿"）、卵胞质内单精子显微注射（ICSI，俗称"第二代试管婴儿"）、植入前胚胎遗传学诊断/筛查（PGD/PGS，俗称"第三代试管婴儿"）。

因为第三代试管婴儿技术程序复杂，技术要求高，截至 2017 年 12 月 31 日，国家卫计委批准在全国范围内开展此项技术的医疗机构仅近 50 家。佳音医院成为新疆首家获批第三代试管婴儿技术运行资质的医疗机构，填补了新疆胚胎植入前遗传学诊断技术的空白。

通过植入前胚胎遗传学诊断/筛查技术，可以针对染色体病、单基因病的夫妇进行辅助生殖技术，帮助其获得健康后代；可以针对复发性流产、反复种植失败等进行植入前遗传学筛查；还可以针对某些致病基因明确的基因突变疾病进行家族基因阻断。

（五）成为三级甲等专科医院

医院的等级代表医院的安全，重点专科代表医院的能力，信息化代表医院的体验。创建三级甲等医院是佳音医院的战略目标之一。2018 年 2 月 26

日，新疆维吾尔自治区卫生计生委确定佳音医院为三级甲等妇产（生殖）医院，成为新疆首家非公立三级甲等妇产（生殖）医院，这意味着医院在技术、安全、管理、环境、服务等多方面的综合实力。

1. 各项规章制度落实

佳音医院依照国家相关文件要求，对卫健委发布的相关办法、条例以及医院各业务部门制度进行了统一的汇总，分类编写了各项管理制度、标准操作规程和岗位描述并严格执行，由医务科组织实施并在检查中力求发现问题、找出原因加以改进，利用PDCA循环的管理模式不断完善。

2. 病区管理质量

佳音医院参照星级酒店般的服务，为患者提供无微不至的关爱和呵护，采用各项智能化引导系统，有效提高病区的管理。

病区设置晨晚间护理。为了提高护理质量，实施晨间护理和晚间护理的班次。晨间护理早上8点到岗，协助患者洗漱、餐饮及环境整理。晚间护理晚上10点下班，协助患者完成晚间生活护理及术前宣教工作。

① 制定病区护理管理质量标准，每月对病区进行检查。

② 病区安全管理内容列入了质量管理中，针对患者腕带、床头卡、过敏药物标识做了规范。

③ 成立护理质量管理小组，明确工作职责，有计划、有目的地实施护理质量管理，使全院护理质量得到新提升，为患者提供了优质的护理。

④ 制订护理培训计划。每月组织一次理论学习和一次基础操作培训。利用交班晨会进行业务知识提问。每月进行考核一次。对于制度、SOP文件定期/不定期组织学习。

⑤ 制定了基础护理质量评分表，每月实施质控。

⑥ 实行"主管护士负责制""导医负责制"。规范了新患者入院的流程，对病房设施使用和安全做了详细告知，并在设施上标注了安全提示。每月对

住院患者进行满意度调查。制定了导医行为规范和考核标准。为了满足患者的需求，每月召开患者公休会，动态了解患者的需求。

3. 门诊质量管理

（1）实行门诊医生首诊负责制

佳音医院的工作重心在不孕症门诊及助孕门诊，多数患者的全程诊疗工作均在门诊完成。为避免医疗差错和延误，佳音医院对各病种制定固定的诊疗流程，各级医生在初诊时对患者进行的相关辅助检查结果报告均会在规定时间内返给首诊医生处理。医生接到报告单后结合临床分析，当日以电话或微信、短信等方式通知患者下一步的诊疗计划，并将分析结果和处理意见进行整理，做好门诊病历记录。

患者经过初步病因治疗后会得到医生的通知以便按时复查，必要时会继续制订下一步诊疗计划，以减少患者的无序等待和"乱投医"环节，尽早帮助患者实现正常怀孕。患者不用每次专门来医院排队等待见医生，也能通过各种途径得到可靠的指导，简单、快捷地得到结果，最大限度节省了时间和治疗费用。

（2）医疗安全措施

佳音医院每周抽查门诊病历，对诊断的准确性、特殊检查和用药的合理性进行分析，督促各级医生规范诊疗。

对进入辅助生殖技术周期的患者每周进行一次新周期的方案设计讨论，每周进行一次失败病历讨论，将三次移植失败的患者列为疑难病例组织专门讨论，制定可行的方案尽早解决患者的切实问题。

建立院内急救小组，制定应急预案，在患者出现急危重病症时立即组织实施，保证患者的诊疗安全。

建立医院感染管理委员会，制定预防与控制手册，明确各科室职责，并定期进行院感空气、物表、手等质量监测和不定期的小组检查，并制定了检查表，发现问题立即沟通协调，解决问题，严格把关，防止医院感染的发生。

（3）工作效率

经过严格要求及检查，佳音医院各级医生的门诊病历、ART 病历书写质量及处理患者的能力都显著提高，妊娠率明显提高。实施患者预约看诊制度并改进助孕门诊的工作程序后，患者的等待时间大大缩短。在加强 5S 的监督检查下，各部门的工作效率明显提高，减少了时间和空间的浪费，医院空间和医务人员精力都更多地用在了服务于患者方面。

（4）患者满意度

佳音医院从 2011 年 3 月份开始，在全院开展"服务好、质量好、医德好、群众满意"的"三好一满意"活动，结合医院实际，以创新发展为主线，切实加强医院行风建设，不断提升服务与诊疗水平，持续改进医疗质量，大力弘扬高尚医德，构建和谐医患关系，争创人民满意医院，努力为人民群众提供安全、有效、方便、价廉的医疗卫生服务，并采用调查问卷的形式，主动接受社会监督。

佳音医院的创业宗旨是为客户持续创造安全有效、简单便捷、私密温馨的就诊环境和具有同理心的人性关怀的医疗体验，愿景是创造国际知名的生殖医学专科品牌。目前佳音医院已经实现了经济效益与社会效益的双丰收，可为民营辅助生殖机构区域性发展提供借鉴。

二、围绕战略目标科学配置资源

（一）可持续发展的人才队伍

1. 学科带头人模范作用显著

佳音医院的医护团队业务精湛，可持续发展的人才梯队已经形成。医院共有员工 433 人，其中卫生专业技术人员 282 人，高级职称人员 27 人，中级职称 57 人。

院长黄卫东不但是医院创始人，也是医院发展的学科带头人。目前担任新疆医科大学组织胚胎学和新疆大学生物工程学硕士研究生导师、兰州大学兼职教授、生殖健康与不孕症专业国家临床重点专科学科带头人、国家辅助生殖技术管理专家库成员、国家遗传咨询能力建设专家委员会委员；此外还担任中华医学会生殖医学分会第一和第五届委员会全国委员、中国性学会男性生殖医学分会副主任委员等社会职务；任《中华男科学杂志》《生殖医学杂志》编委。他在国内外专业杂志发表专业论文数十篇并获多项科技进步奖项，主编、参编《中国男科疾病诊断治疗指南手册》《男科学》等多部生殖医学学术专著，获新疆维吾尔自治区科技进步奖两项，培养研究生41人。

近几年来，佳音医院学术氛围浓厚。2011年至今，累计送出65位医师前往全国14个省份进行各类专项进修；在国内外专业杂志发表专业论文200余篇，出席国际国内专业学术会议796次，其中参与国际学术交流18次，参与全国学术交流近700余次。

2. 校企合作，定向输出人才

佳音医院尝试与专业学校合作，为医院进行人才储备。从2008年起，佳音医院与昌吉职业技术学院开始了"佳音订单班"模式的校企合作：昌吉职业技术学院每年向新疆佳音医院定向输送包括护理、检验、医学影像等专业的毕业生，佳音医院每年会从昌吉职业技术学院输送的两个班约110个实习生中择优选用优秀毕业生留在新疆佳音医院工作。

这种校企合作模式，对校方促进就业有较大帮助。在学生入校时就明确了学生的就业分配方向。这种校企合作模式同时也满足了新疆佳音医院基础医护人员的人力资源需求。而对于学生来讲，在学校期间，除了学习常规基础专业课程外，还能开始专科方面的学习和见习，极大地缩短了毕业后的岗位培训周期和成才时间。可以说，校企合作模式是一项学校、医院和学生

"三赢"的创新举措。

2015年10月30日，新疆医科大学联合佳音医院成立的首期全疆地区生殖医学在职研究生班正式开班。首期新疆医科大学佳音生殖医学在职研究生班学制两年，学员均是在佳音医院新疆片区连锁机构工作并符合招生条件的员工，共计51名。这51名研究生涵盖了临床医学、检验、影像、遗传诊断学等相关专业。在职研究生班开设有生殖生理学、医学统计学、循证医学等19门不同的课程。校企按需合作，相互支持，共同发展，助力新疆地区临床生殖医学专业人才的专业化教育，实现了"理论与临床实践结合的专科培养模式"，实现了校企双赢的发展模式。

2016年，佳音医院又与辽宁何氏医学院签订了定向实习协议，成为该医学院的定点实习单位。

3. 创建人才星级管理体系

佳音医院创建了独特的人才星级管理体系，依据岗位设计星级，每年依据不同工作的岗位描述制定相应管理目标，运用平衡计分卡绩效考评法进行目标管理考评。每两年依据员工的德、能、勤、绩评定星级，如图6-3所示。

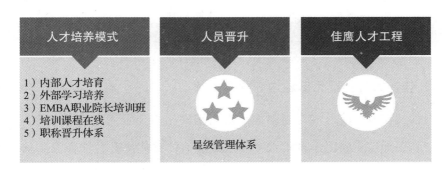

图6-3　新疆佳音医院人才管理体系

厨师、驾驶员工龄在五年以上，保安、保洁、洗衣工、花草工、供应室工人、护工、消防监控员、餐厅服务员等后勤类岗位工龄在八年以上，可以参与星级评定。除上述岗位以外，医院其他各岗位员工试用期满并通过转正考核后授一星，具有中级专业资质证书的专业技术人员入职后完成转正流程即授一星，具有副高级及以上专业资质证书的专业技术人员入职即授试用二星，无须考试。

试用二星级以上员工的星级评定由各机构、部门负责人向人力资源部推荐，人力资源部依照佳音医院星级评定办法，进行考核并出具书面评审报告，最终由院长办公会召开专项工作会议讨论通过。不服从人力资源部所安排的工作调动的员工，五年内不参与星级评定。

佳音医院各岗位星级如表 6-1 所示。

表 6-1　新疆佳音医院岗位星级表

职务岗位	星级
医院董事长、院长	4 星
医院董事会成员	3 星或试用 3 星
医院副院长	试用 3 星或 2 星
医院各职能部门主任	2 星或试用 2 星
医院各分支机构负责人	试用 3 星或 2 星
医院董事长秘书、总院长秘书	2 星或试用 2 星
医院连锁分支机构科室负责人	2 星、试用 2 星或 1 星
一般业务、职能部门工作人员	2 星、试用 2 星或 1 星
一般后勤人员	1 星或无星
试用期员工	无星

4. 佳音医院持续为区域培养优秀人才

目前，佳音医院已成为新疆地区人类辅助生殖技术人才培训中心，有效带动了新疆地区生殖医学技术水平和服务能力的整体提升。佳音医院从 2004 年至今，已成功主办了 14 期新疆不育症讲习班。讲习班邀请国内一流的生殖医学、男科学和妇产科学专家授课，课程内容力求新颖性和实效性，让前来参加学习的医生都能学到新知识、新理念，分享到专家的先进经验并有效指导临床工作。共 14 期讲习班累计有近 3000 位来自新疆各地各级医疗机构的专业技术人员参与并接受了系统的专业培训。佳音医院主办的全疆不育症讲习班有效提升了区域生殖医学整体水平，并成为新疆生殖医学专业技术人员提升生殖医学专业诊疗水平和沟通学习的首选平台。

（二）差异化定位的品牌特色

客观上，佳音医院的创业背景并不占据优势，例如医学专业人力资源匮乏、科技教育基础薄弱、信息物流发达程度较低和地区经济发展水平不高以及人口密度稀疏等都会制约医院的发展，但是佳音医院通过艰苦奋斗克服了这些"先天不足"。经过20多年的健康发展，佳音医院已成为我国民营医疗行业的领航者之一，佳音品牌的逐步形成证明了佳音医院的社会办医健康发展模式已经具备行业标杆示范价值，这得益于佳音医院对品牌的深刻理解和持续的追求。

1．科学规划形成品牌定位

佳音人相信好的医院一定是源自好的规划，佳音医院自建院以来一直将科学研究、超前设计五年发展战略规划作为第一要务，使医院发展始终有长远目标、广阔胸怀和较高起点。并不因为自己地处边疆而以"条件论"和"边疆论"降低自己的发展目标，佳音医院在办院之初就将"探索中国社会办医健康发展模式，持续为佳音员工实现自我价值匹配资源，为不孕不育家庭圆梦，为社会大众提升生活品质"作为办院宗旨，将"创建中国最好的生殖健康与不孕症专科民营医院"作为办院目标。

佳音医院始终参照国际国内行业的最高标准，将成为新疆乃至国内"唯一"或"第一"作为战略定位，从而形成"求真求强求第一"的规划理念，这是佳音迄今为止拥有众多"首家"和"第一"的原动力。

2．高新精尖的专业定位理念

佳音医院所涉及的不是前沿学科就是边缘学科，创新要求和空间都很大。如果没有创新能力和意识，就不可能生存发展。可以说，佳音医院的起始点就是基于一个专利技术的创新和临床应用，前列腺尿道注药冲洗引流技术使得佳音男科具备一定的竞争优势。

建院以来，佳音医院依据"高新精尖不动摇"的经营理念持续推进技术创新。每年将科室创新目标落实到个人并匹配各类资源，之后，形成文件向全院公布。同时，制定出相应的奖惩制度和绩效政策以确保科技创新目标计划的落实。多年来，全院80%的发展资金均用于技术创新，10%的设备每年都更新换代。每年引进或开发一项新技术，并将30%的专业技术人员送到外院学习进修。

围绕"高新精尖不动摇"，佳音医院长期持之以恒，集中内外部资源，打造专科全产业链，将本专业服务能力做深，形成专科品牌。

佳音医院目前已形成围绕生殖中心、妇科、计划生育科、优生学科、产科五大学科的生殖医学服务体系，见图6-4。从新生儿期到成年期，再到老年期，生命的完整周期在佳音医院形成了对应的闭环，可以实现一站式、一条龙诊疗服务。

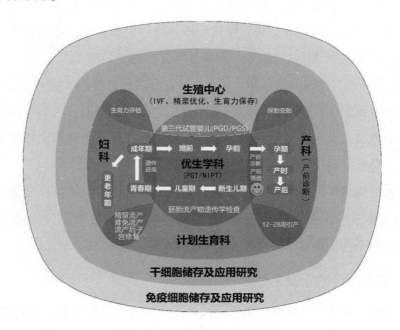

图6-4　佳音医院学科发展体系

（三）创新为导向的技术力量

1. 校企学术研究合作

佳音医院不断尝试与专业院校等平台在研究和课题方面的合作，以提高科研能力。例如，2018 年 12 月，佳音医院前往新疆大学生命科学与技术学院参访，主要针对新疆大学生命科学与技术学院开展的宫颈癌免疫治疗策略研究等重点课题，基因、免疫等专业问题与校方进行深入交流。双方就胚胎干细胞的基础研究等四个研究方向，以及"基因测序在生育力评估方向的临床应用研究"等十项合作课题意向进行深度探讨。新疆佳音医院与新疆大学生命科学与技术学院达成协议，双方从 2019 年起，每年定期在图木舒克市召开"丝绸之路生命科学与技术峰会"，携手打造新疆生命科学的高规格盛会，共同探索"一带一路"生命科学之路。

2. 突出的创新能力

在创新驱动发展理念的引领下，佳音医院在创新领域一直保持领先地位，尤其是在人类辅助生殖技术方面，具备较强的自主创新能力。例如，2001 年，首例体外受精—胚胎移植成功妊娠；2005 年，首例体外受精胚胎辅助孵化后胚胎移植成功妊娠；2018 年，首例"第三代试管婴儿"在克拉玛依市顺利诞生等。

截至 2018 年 11 月，佳音医院已经完成了包括体外受精—胚胎移植（IVF）、卵胞质内单精子显微注射体外受精—胚胎移植（ICSI）、冻融胚胎移植、冷冻囊胚、胚胎辅助孵化等各种辅助生殖技术（ART）近 30000 个临床周期，达到国内先进水平，见表 6-2。

表 6-2　新疆佳音医院新技术开展项目

新技术新业务名称	开展年度	开展例数	先进性
双胎羊膜腔穿刺术	2015	64	国内领先
显微镜下睾丸切开取精术	2015	62	国内领先
羊膜腔穿刺灌注术后羊水细胞遗传诊断	2015	2	国内领先
子宫输卵管超声造影	2016	4283	疆内领先
胎儿宫内缺氧的超声检查	2016	1212	疆内领先
羊膜腔穿刺术	2015	188	疆内领先
美奥舒宫腔组织切除术	2015	5	疆内领先
胚胎活检术	2016	63	国内领先
植入前胚胎遗传学检测技术	2016	71	国内领先
稀少精子冷冻	2016	16	国内领先
冻卵冻精体外受精胚胎移植术	2016	10	国内领先
冻融卵子体外受精胚胎移植	2015	55	国内领先
定量荧光聚合酶链反应（QF-PCR）技术	2015	345	疆内领先
显微精索静脉结扎术	2016	11	疆内领先
双胎中孕期系统筛查	2015	198	疆内领先

（四）事业为导向的管理文化

佳音医院拥有健全的组织系统，实行董事会管理制度，在佳音医院董事会统一领导下实行人、财、物的统一管理和各连锁分支医疗机构的执行院长负责制。

佳音医院组织架构中设置战略发展规划委员会、员工薪酬与考核委员会、医疗质量管理委员会、病案管理委员会、药事管理委员会、医院感染委员会、临床用血管理委员会、医学伦理委员会，并设置行政管理、人力资源、医患沟通、客户服务、医务科教、财务管理和物流配送、文化信息等管理中心以实现医院的战略发展目标和经营管理任务。

1. 有效的系统管理支撑医院良性发展

佳音医院的系统管理可以概括为"佳音一二三四五六七八九系统"。

"一"是指佳音医院始终定位在生殖医学专业领域，不论在任何时候都坚持专业化，拒绝多元化。

"二"是指把佳音医院打造成"双 O 企业"（ONLY AND ONE，简写为双O)，即佳音医院始终追求的是"第一"和"唯一"，如果在区域做不到唯一，就争取做到第一，佳音医院的理念是"第二名就是最后一名"。

"三"是指佳音医院始终坚持的三大经营管理理念，即战略上求真求强求第一，大不如强、强不如快、快不如早和早不如变的指导方针以及不断求新求变，敢于面对现实并做出合理的、及时的反应并顺应变革的经营原则。

"四"是指佳音医院持续秉承的四大客户价值，即"核心价值，安全有效无痛苦；形式价值，高新精尖不后悔；附加价值，精快好简更私密；体验价值，衣食住行有回忆"。

"五"是指佳音医院已经推行了十年之久的 5S 精益管理，即"整理、整顿、清扫、清洁和养成良好习惯"。

"六"是指佳音医院对员工提倡和持续贯彻"专业成长、责任承诺、创新改善、团队合作、顾客导向和有效掌控资源与局面"企业文化六面观。

"七"是指佳音医院长久以来已经形成的人力资源"七手"分工，即"信息手、成交手、服务手、维护手、支持手、组织手和教练手"，佳音医院通过职责不同的"七手"合作，有效整合了普通员工的个人特长并实现了对患者的系统服务和岗位价值链，让普通的人做不普通的事，有效避免了医院对关键员工形成依赖的经营风险。

"八"是指佳音医院八大核心业务：遗传优生、辅助生殖、生殖男科、产前诊断、互联网医疗、产科、健康管理、细胞医疗技术。

"九"是指佳音医院员工的"九子"沟通模式，即各级管理干部定期通过各种沟通方式与下属取得共识并了解以"九子"为核心的员工归属感和工作状态，"九子"包括：心子、点子、脑子、位子、尺子、票子、路子、梯子和牌子。心子，对佳音医院文化的认同度；点子，对佳音医院发展模式的信任度；脑子，深刻理解并贯彻佳音的经营理念；位子，组织架构及自己的职责和目标；尺子，医院的规章制度和工作流程；票子，对薪酬待遇和激励的满意度；路子，准确认知个人职业规划和成长路径；梯子，对医院所能提供的平台和资源的获得感；牌子，成为以佳音医院企业文化六面观为行为标准的标杆人物的努力程度。

2. 深入人心的佳音经营管理五词诀

佳音医院将经营管理的理念概括总结为各个条线的管理"五词诀"，包括战略、竞争、人资、财金、信息、专业、装备、环境、营销、服务、行政、文化等方面，使整个医院的经营管理理念得以深入人心、加以贯彻。

战略：大势、明道、精法、优术、合力；

竞争：人资、设备、物料、方法、环境；

人资：品德、能力、勤勉、业绩、性格；

财金：银行、基金、信托、保险、证券；

信息：大数据、物联网、移动互联网、云计算、人工智能；

专业：医生、护士、检验、放射、药剂；

装备：高级、新颖、精密、尖端、独特；

环境：顺序、先后、还原、保持、素养；

营销：推销、营销、经营、服务、锁定；

服务：安全、有效、简单、温馨、同理；

行政：政策、产业、学术、科研、应用；

文化：专注、极致、行动、快速、结果。

（五）人文化关怀的商业模式

1. 佳音宝贝关爱工程，胚胎大数据更智能

为进一步实现人口计生优质服务，增强孕前、孕中的风险防范意识，提高出生人口素质，佳音医院在 2018 年 6 月正式启动"佳音宝贝关爱工程"，设置了专门机构以及专人对客户进行"早期妊娠、中期妊娠、晚期妊娠结局分段式随访、出生婴儿随访以及胚胎大数据管理"，从客户进院诊疗、妊娠结束，到婴儿出生，实现线上线下的定期追踪随访，同时为客户制定个体化的保胎方案以及优生优育指导。

随访过程中，佳音医院积极探索有效的工作方式，确保随访工作到位有效，医生、护士、客服多方定期了解客户最新的动向，通过信息化数据共享让客户可以随时随地将自己的需求传达给主管的医务人员并及时得到满足。医院增加相关随访内容，建立随访信息汇总表，及时录入各项随访信息，并对随访客户遇到的各种问题进行全方位技术支持。通过随访，建立佳音宝贝安全守护网，防范风险，确保出生婴儿的健康茁壮成长。

佳音医院还对实施试管婴儿治疗后的留存冷冻胚胎采用大数据管理。现在佳音医院除了可以实现原有的胚胎管理项目外，又开始对所有胚胎实施大数据智能管理：所有胚胎都进行系统编号，保证每个胚胎独立身份编码；每个胚胎所有者均建立生育力健康档案持续动态监测；智能跟踪胚胎事项，冷冻、储存、转存、使用流程每个环节都实现信息化监控；全院所有冷冻胚胎数量、冷冻监测数据智能管理并指定专科专人负责，质量控制更有保证。

2. 责任为己任的服务情怀

（1）佳音"保孕"模式

2009 年 3 月，佳音医院首推"保孕协议"，即限期承诺制医疗方式：不

育症夫妇在进行生育能力评估后，佳音医院将与之签署保孕协议，保证一年内让患者受孕，否则新疆佳音医院将全额退还所交费用。

佳音医院的这一举措，不仅在新疆是首创，在全国也是首家。佳音医院限期承诺医疗服务推出九年来，已经和4000多对夫妻签署了保孕协议。

（2）佳音"保险"模式

为了让客户没有后顾之忧地进行治疗，佳音医院又尝试引入医疗保险，佳音医院和泰康集团全资子公司——泰康在线财产保险股份有限公司联合推出了"祝孕医疗保险"。"祝孕医疗保险"是新疆首个在生殖医学领域的医疗保险产品。此款保险产品是专为不孕不育患者进行试管婴儿治疗所提供的一款费用报销型保险产品。保障内容为如果客户一年内完成三次及以上的胚胎移植，均未成功怀孕，保险公司对相关医疗费用进行报销。佳音医院为客户提供多种选择模式和更多贴心服务，让众多不孕症患者解除忧虑，安心孕育。

（3）单病种收费模式

佳音医院有多种灵活的收费模式，上述保孕模式、保险模式等都属于单病种付费的范畴。目前，佳音医院在产科、男科、妇科部分诊疗项目均有单病种付费套餐项目，如睾丸穿刺取精术、显微镜下睾丸切开取精术、经腹腔镜输卵管结扎术、经宫腔镜＋腹腔镜辅助输卵管插管术等病种的单病种收费套餐。客户只需为单病种一次付费，即可安心进行后续的所有治疗。而单病种收费，更能帮助医院控制医疗费用，提高医疗服务效率，避免过度用药、过度检查等，从而优化费用结构，降低服务成本，实现控制不合理费用增长，促进医院建立健全成本核算体系，并有效提高效率和缩短患者的住院天数。

3. 践行社会责任

佳音医院在潜心钻研技术的同时，也深感社会责任重大，多年来一直感恩回馈社会。

2008 年汶川地震后，医院立即组织委员会全体委员为灾区捐款捐物，并主动向自治区卫生厅申请向四川灾区派救灾医疗队，共捐款十余万元。

2008 年 5 月，为乌鲁木齐市"1.2"火灾受灾商户和烈士家属捐款。

2009 年 7 月，佳音医院积极参与新疆维吾尔自治区工商联组织的"光彩事业伊吾行"活动，为当地百姓捐赠药品和医疗器械共价值 8 万余元，并前往当地开展义诊活动。

2013 年 4 月到 6 月期间，佳音医院联合《都市消费晨报》发起为期三个月的"寻找儿童最美笑脸第二季'爱我抱抱我'"活动，引起社会强烈反响。黄卫东院长表示，孩子是家庭的幸福纽带，不可或缺。新疆佳音医院从成立以来，一直致力于不育症及优生优育领域，因此也承担了一份厚重的社会责任。不仅要帮助夫妻实现"求子梦想"，还要确保宝宝的健康和安全，这不是随随便便就能承诺和做到的。

2014 年 3 月至 2016 年，佳音医院对残疾客户王建明夫妇实行全程免费救助。从该夫妇的交通费到住宿费，到两个试管婴儿周期的所有费用，从妻子沈翔怀孕期间的产检，生产的所有费用，到孩子出生后的检查，母婴三个月、半岁的所有检查，全部免费提供支持。

2016 年 10 月，医院为新疆阿克苏地区乌什县依麻木乡提供精准扶贫款 4 万元。

2018 年 9 月，佳音医院与中国红十字基金会正式签署了"关爱家庭生育健康"公益项目，双方达成协议，为需要进行辅助生殖技术治疗的经济困难的失独及不孕不育等家庭，大额减免试管婴儿治疗的费用。

三、新疆佳音医院的未来发展战略

佳音医院的战略发展愿景是创建国际知名的生殖医学专科品牌。面向未来，新疆佳音医院正在探索云医院等医疗新模式，利用"互联网＋医疗"，开启佳音云医院时代。

（一）互联网"云医院"战略

2018 年佳音医院建立"云医院"，开展生殖健康专科联盟，开拓互联网医院领域。

佳音医院位于边疆地区，幅员辽阔、人口分散。近年来，外部市场竞争激烈，行业环境发生较大变化，医院发展面临着严峻挑战：市场需求回落，全面二孩政策爆发性需求逐步减弱，人群总体生育意愿逐渐降低，为未来经营带来较大压力；外部竞争加剧，我国辅助生殖技术逐渐发展至大部分地区市州医院，地方优惠政策分流一部分患者，医务人才争夺、病源争夺加剧市场竞争。

云医院可以取长补短、有效融合互联网医疗资源。佳音云医院顺应时代需求，以三甲妇产（生殖）医院和生殖健康与不孕症专业国家临床重点专科为平台，以大数据、物联网、移动互联网、云计算和人工智能等高新技术为创新支撑点打造国内首家生殖健康云医院；也是以互联网云端平台为枢纽，以远程医疗的方式，覆盖诊前、诊中、诊后的线上线下一体化医疗模式，为新疆乃至全国生殖健康需求者提供全域、全程、全生命周期生殖专科互联网诊疗服务。

（二）未来创新探索云医院等医疗新模式

在"互联网＋医疗"时代，云医院已经成为当今医疗行业发展的新方向。结合目前新疆生殖医学专科所处的实际情况以及相关文件要求，佳音医院依托"佳音生殖云医院"平台，与多家基层医疗机构在生殖健康与不孕症、优生优育诊疗领域展开合作，让优势医疗资源服务范围得到放大，让基层群众轻松获得优质、便捷的医疗服务。

针对喀什地区叶城当地在生殖健康与不孕症专业方面就诊难、就诊贵、就诊远的现状，佳音医院把第一家"云医院"首先开设在了叶城。

2018 年 6 月 23 日，佳音医院叶城分院开业，同时佳音云医院项目正式启动，这意味着喀什周边地区的不孕不育患者都可以直接通过佳音医院叶城分院云医院连线佳音医院总院，在南疆足不出户即可享受到远在 1500 多千米之外的位于新疆首府乌鲁木齐的三甲医院——佳音医院的生殖医疗技术及服务。

云医院和传统远程会诊具有本质区别，云医院可以实现总院专家和客户的"同质同步"，从客户来院开始的病历书写、执行医嘱、治疗方案的执行等全过程，都是由总院专家来指导完成的。除了客户就诊的地域离自己更近了，其他治疗方式和总院完全一样，也就是佳音云医院建设五原则：数据集中、无缝连接、双向透明、同步同质、远程赋能。通过佳音云医院异地接受试管婴儿周期治疗的客户，前期的降调和促排都可以在当地的云医院完成，只需在取卵和移植时前往乌鲁木齐佳音医院进行。也就是说，整个周期治疗只需来乌鲁木齐一次即可。

佳音医院叶城分院云医院项目启动后，带来的优质医疗资源将辐射到南疆周边地区。截至目前，前往佳音医院叶城分院的客户分别来自泽普县、疏附县、巴楚县、英吉沙县、伽师县、喀什市、皮山县等地区。

随着佳音云医院的陆续上线，佳音医院的辐射外延越来越大。目前，佳音医院下辖管理的重庆佳音生殖健康医院、佳音医院男科分院、佳音医院巴州分院、佳音医院伊宁分院、佳音医院吐鲁番分院、佳音医院叶城分院等各分院均已开展云医院项目，云医院项目已逐步对接全疆各大公立医院。目前已有伊犁州奎屯医院、木垒县人民医院、伽师县人民医院、阿克苏地区第二人民医院、哈密市中心医院、克拉玛依中心医院、沙雅县人民医院、库车人民医院、哈密惠康妇产医院、巴州人民医院等十余家医院与佳音医院签署了"云医院"战略合作协议。这意味着新疆佳音医院"云医院"项目已开始陆续登陆新疆各地州，造福全疆百姓。截至 2019 年 6 月 12 日，借助佳音生殖健康与不孕症专业远程医疗云医院模式，已经有 102 例试管婴儿成功妊娠。

除云医院外，佳音医院还依托国家重点专科搭建了生殖健康与不孕症专业医疗联合体，除了以上众多云医院的加盟，医联体名单中还有乌鲁木齐市儿童医院、新和县人民医院、乌鲁木齐市第二济困医院。生殖健康与不孕症专业医疗联合体将致力于专业合作，资源互补，让优势技术服务更多大众。

结语

在生殖医学领域，因政策、技术、人才等资源限制，传统公立医院处于强势垄断地位，新疆佳音医院在这一细分领域的 20 多年的发展和目前取得的成绩来之不易。

回顾佳音医院的发展道路，正确的战略选择和科学的资源配置是其立足、发展的关键。战略选择方面，佳音医院密切关注国家政策导向，适时调整医院的发展方向，并聚焦新疆及周边区域市场，扎实打造技术竞争力，提高患者满意度；在资源配置上，医院建立了以结果为导向的管理体系，可持续发展的人才队伍保障，差异化竞争的特色品牌，以创新为导向的技术力量，多元化依托的外部资源。资源配置同步战略选择进行调整，有效保障了战略目标的实现。难能可贵的是，作为一家社会办医，佳音医院取得了国家重点专科、第三代试管婴儿资质，并被评为三级甲等医院，体现了医院学科建设方面的深厚功底。面对市场激烈的竞争环境，以及患者就医需求的变化，医院目前也积极利用"互联网＋医疗"模式创新探索云医院等医疗新模式，开启佳音云医院时代。

佳音医院的案例也给社会资本办医机构以启示。医疗机构的运营发展需要深刻把握医疗行业的规律，即发展周期长、技术密集、政策依赖、人才依赖、品牌依赖等，同时需要严控医疗服务质量，把握患者切实需求。竞争力的获取不仅是靠服务和技术水平，也依赖患者内心深处的价值认同和排序，这需要一个长期的持续推动的过程。

与患者的持续信赖和口碑相传相比较，一家医院任何暂时的成功都是微不足道的。2018 年，适逢国内首例试管婴儿诞生 30 周年，也是佳音医院的 23 周岁。23 年，在历史长河中不过沧海一粟，但对一家社会办医来说，却是历经坎坷的难忘岁月，更是风雨兼程的非凡历程。

（刘鹏程）

第七章　三博脑科医院：科技立院、人才为本

一、三博概况

首都医科大学三博脑科医院（以下简称"三博"）始创于2004年，是由国内知名神经医学专家参与创建的股份制神经专科医院。医院位于香山脚下，占地35亩，总投资1.4亿元，床位256张。医院以神经外科为主体，设有八个神经外科病区、一个神经内科病区，拥有麻醉、手术、ICU、影像、病理、脑血管内科、神经眼科、神经电生理室、脑磁图室、神经心理、分子神经病理室等医疗医技科室，装备神经医学高精尖的顶级设备，其中有306通道的脑磁图、长程癫痫定位视频脑电监测系统。三博是集医疗、教学、科研为一体的学院型医院，隶属于三博脑科医院管理集团。

三博现为首都医科大学直属医院（第十一临床医学院）、神经外科学院三系和临床护理学院三博脑科护理系、国家临床重点专科（神经外科）建设单位、国家神经外科医师培训基地、国家药物临床试验机构、国家卫健委建立健全现代医院管理制度试点医院、中国医师协会神经调控专业委员会会长单位、北京市三级专科医保和新农合定点医疗机构、异地结算医保定点机构、中关村高新技术企业。

在三博创立初期，国内医疗尚处于公立医院垄断的局面，社会办医固有的人才短缺、科研薄弱等痛点制约了其发展。医院创始人考察国内外优秀医疗机构后认为，临床医疗、医学教育和医学研究三者结合的学院型医院才是可持续发展的路径。秉承着将三博打造成百年品牌的目标，创始人决心走一条以创新性的应用基础科学研究推动临床医学发展的新路。

因此，三博建院之始就定下了以"发展中国神经科学事业"为使命、"博医、博教、博研"为愿景，走一条富有特色的"学院型医院"发展之路的构想。这也是"三博"名字的含义所在，将临床医疗、医学教育和医学研究三者有机结合，通过医教研协调发展，为每位患者提供最佳的医疗服务。

三博最初是由国内神经外科领域的三位知名专家栾国明、于春江、石祥恩教授和张阳董事长共同创立，彼时，由于神经外科资源稀缺，公立医院床位紧张、人满为患，有些擅长神经外科的医院甚至要排队半年以上，不少患者在等待的过程中耽误了治疗。目睹这样的现状后，三位昔日同窗与擅长投资的张阳董事长一拍即合，决心创立一家民营体系的神经外科专科医院，三博由此应运而生。

在创立初期，三博没找到合适的场地，就在复兴医院租借了100张床位。2004年4月，北京三博复兴脑科医院正式成立，由复兴医院提供床位、场地和设备，三博独立负责运营。由于良好的技术和口碑，100张病床很快就轮换不开。2006年，香山脚下的北京化工职业病防治院面临转型升级，三博投资1.4亿元承租了大约2万平方米，并于2008年正式迁址香山。

对医院而言，医疗是今天，科研是明天，而教育则是后天。因此三博特别重视科研和教育。参考国内外经验，一流医院往往都是高校医学院，加入高校医学院的科研教学体系，成为高校临床医学院，不仅能弥补民营医院科研和教学的短板，也为医院的人才培养提供更肥沃的土壤，因此，成为高校临床医学院，便成为三博快速发展的必经之路。

2005 年，三博申请成为首都医科大学硕士点、博士点。2006 年，成为全国神经外科医生培训基地。2007 年，首都医科大学整合神经学科，成立神经外科学院，分三系一所，三博作为首都医科大学神经外科学院三系之一，与天坛医院、宣武医院并列其中。2010 年 12 月 20 日，首都医科大学第十一临床医学院在三博正式挂牌，这是北京市首家民营医院被正式纳入重点高等院校科研教学体系。业界普遍认为，此举不但打破了公立医院对学院型医院的垄断，更重要的是探索出了一条"学院型民营医院"的新模式，开拓了社会办医的新思路。

2015 年，三博脑科医院正式更名为首都医科大学三博脑科医院，成为首都医科大学直属医院，医院的医、教、研统一划归到首都医科大学进行统一标准下的管理。三博进入首都医科大学体系后，打破了发展瓶颈，在科研立项、申报科研资助资金、医生职称评定等方面获得了更大的空间。

二、医院治理与战略、文化

（一）资本构成

首都医科大学三博脑科医院（北京）有限公司由三博脑科医院管理集团股份有限公司 100% 控股，张阳为执行董事和经理，王丽华为监事。首都医科大学三博脑科医院（北京）有限公司对外投资的机构包括：湖南三博脑科医院有限公司、山东三博医院管理有限公司、湖南省三博福能投资有限公司、洛阳三博伍一一医院有限公司。

（二）决策机制

1. 决策层的构成

首都医科大学三博脑科医院实行董事会领导下的院长负责制，院长全面负责医疗、教学、科研、行政管理工作。决策层主要由董事会和专业委员会组成，董事会负责经营决策，专业委员会负责业务决策。

院长办公会是研究和决定医院重大问题以及医院行政、业务的议事决策机构，对讨论研究事项做出决定。在决策程序上，医院的发展规划、"三重一大"等重大事项、涉及医务人员切身利益的重要问题，须经院长办公会议研究决定。院长办公会议每月举行2—4次。

三博党委班子成员与法人治理之间实行"双向进入、交叉任职"，党委班子成员按照章程进入医院管理层或通过法定程序进入董事会、监事会，医院董事会和管理层的党员进入医院党委班子。将党的领导嵌入到医院法人治理结构和运行机制之中，实现医院治理的法制化、高效化、科学化。

在具体事务的管理上，三博充分发挥了专家治院作用。根据医疗、教学、业务等工作需要，医院每年对各专业委员会名单进行修订。医院医疗质量与安全管理委员会主任委员由院长担任，下设医院感染管理、病案管理、输血管理、护理质量管理、药事管理与药物治疗学、医疗纠纷鉴定小组、抗菌药物临床应用管理工作组等若干个专业委员会，平行设置医院伦理委员会、临床教师教学职务评聘委员会等组织，对专业性、技术性强的决策事项提供技术咨询和可行性论证。

三博现为首都医科大学直属医院（第十一临床医学院）、神经外科学院三系和临床护理学院。其教学、科研纳入首都医科大学科研教学体系。医院分管医疗、教学、科研的副院长，都由医院选拔经过首都医科大学确认后才可以任用。

2. 医院工会制度

首都医科大学三博脑科医院工会委员会是在医院党总支领导下，代表三博脑科医院职工利益，为职工说话办事、依法维护职工合法权益的群众组织。院工会委员会负责执行职代会的决议和上级工会的决定，主持工会的日常工作，承担医院职代会工作机构的职责。

（三）商业模式

三博目前采用的是"高端专家团队＋设备投入＋专科定位"的商业模式。自创立以来，三博以神经医学专家栾国明、于春江、石祥恩、王保国、闫长祥、吴斌、林志雄、范涛、江涛等专家教授为核心，聚集了一大批具有丰富临床经验和现代医学理念的精英。

在专科定位方面，三博采用"小综合、大专科"的定位，与公立医院错位竞争，成为一家集医疗、教学、科研为一体的学院型医院，走高端专科发展线路。

首都医科大学三博脑科医院隶属于三博脑科医院管理集团，除了首都医科大学三博脑科医院，三博脑科医院管理集团旗下还有昆明三博脑科医院、福建三博福能脑科医院、重庆三博长安医院、重庆三博江陵医院等六家脑科医院，形成了脑科医疗矩阵。

（四）医院"博医、博教、博研"的发展战略

早在建院初期，三博就把建立医教研一体的学院型医院作为发展目标，并树立了技术立院、人才强院、服务制胜的发展战略，在社会办医的改革中激流勇进，推动医疗的发展。

1. 技术立院

三博 92% 的患者来自北京以外地区，医院累计完成各类神经外科手术近35000 台，其中四级手术占 80%。患者调查满意度达 98% 以上。2015 年和 2016 年，北京市卫计委公布的以 DRGs（Diagnosis Related Groups，简称 DRGs），为工具的住院医疗服务排名中，三博连续两年与天坛医院、宣武医

院共列神经外科三甲，排名第二。2017 年上半年，三博完成神经外科手术 1536 台，实现业务收入约 1.7 亿元，并获中关村高新技术企业认定。

2. 人才强院

三博注重人才梯队建设，以一批国内外知名的神经医学专家为核心，汇聚和培养了几代医疗精英，已形成"老中青"三代医学专家生力军。拥有博士生导师 8 人，硕士生导师 18 人；已培养近 200 位研究生、5 位在站博士后，举办学习班 235 期，培训基层神经学科医生 1.7 万人次。已承担国家级省市级科研项目百余项。2017 年上半年申报获批的省市级以上科研项目 11 项。

3. 服务制胜

"技术、品质和服务"是三博坚守的办院理念，三博建立了以患者为中心的"服务型"管理模式，制定了"360 度全程医疗服务流程"；实行每周无假日就诊预约；开设远程会诊中心，将三博的技术优势辐射到各地，让更多百姓受惠。为了方便医保患者就医，三博申请成为北京市医保和新农合定点医疗机构，为异地患者开通医保绿色通道；最大程度保证患者便利就医。

为了践行"让更多的患者得到更好的服务"的服务理念，三博推行以北京为中心、连锁化经营、集团化发展的战略，目前已有五家连锁机构。

（五）"尊重、协作、开放"的医院文化

医院文化建设不是一朝一夕的事情，三博在发展中，已逐渐形成"尊重、协作、开放"的三博文化。

1. 尊重

医生对患者的尊重，保护患者隐私、尊重患者权利、赋予患者人性化关怀。同时，医院在制度上肯定医学及医务工作价值，即"后勤围着医疗转，医疗围着医生转"。在医德医风方面，建立党委主导、院长负责、党务行政工作机构齐抓共管的医德医风工作机制，实行医德"一票否决"制，将医德医风与医务人员晋职晋级、岗位聘用、评优评先和定期考核等直接挂钩。树立和弘扬正确的办院理念和职业精神，恪守服务宗旨，增强服务意识，提高服务质量，全心全意为人民健康服务。

2. 协作

在服务患者中讲大协作，在科内科间交往中要讲团结、讲协作，要善于举全科、全院之力为患者服务。三博开展的基本都是高精尖手术，一次手术可能需要多名专家的群策群力，还需要科室主刀医生、助手、麻醉科、手术室、后勤等多部门作为一个团队协作完成。

3. 开放

三博提倡"开放"文化。随着现在科技的进步发展，会有更新的技术不断涌现，三博一直保持一个开放的心态，不断汲取新的东西，这样才能做得更好。

三、科技推动临床发展

医院作为专业化程度极强的机构，把学科建设做好，才能实现医院的长远发展。学科建设一直以来是民营医院发展的短板。一些民营医院过分注重经济效益，缺少长远策略，忽视医院学科和品牌建设，存在短视现象，最终导致医院得不到可持续发展，成为长不大的弱苗。而高校在学科建设方面有明显的优势，成为首都医科大学的临床医学院，使三博在科研、教学方面获得了更加广阔的发展空间，推动了临床诊疗技术水平的提高和临床学科的发展。

（一）神经外科跻身国家队

国家临床重点专科建设项目由原卫生部、国家中医药管理局和财政部为深化医药卫生体制改革而设立，支持三级医院具有较高技术水平或发展潜力的临床专科，进一步开展深入系统的临床能力建设和创造性的临床应用性研究，推动临床学科的发展和成果转化，以提高我国专科医疗能力，促进地域间和学科间医疗技术水平的均衡协调发展。

2012年2月，由原卫生部组织的第二批国家临床重点专科项目评审结果出炉，其中，三博榜上有名。与天坛医院、宣武医院同批成为国家临床重点专科（神经外科）建设单位。这是自北京市原卫生局颁发鼓励社会办医新政、鼓励发展特色专科以来，首家民营医院经遴选成为国家临床重点专科建设单位。此次入选，也意味着三博神经外科学科实力已跨入国家一流水平。

（二）学科发展现状

1. 九大亚专业领航

三博按照首都医科大学的引领，制订了学科建设的近期目标和远景规划，以国家临床重点专科神经外科为建设重点，优先发展一批高水平、有特色的学科分支——功能神经外科、脊髓脊柱外科、幕上肿瘤外科、小儿神经外科、神经介入科、神经内镜外科、脑血管外科、颅底肿瘤外科、癫痫外科九大亚专业，辅之以神经内科、神经康复、神经病理、神经影像、神经心理等相关专业，把建设好重点亚专业作为医院学科发展的支柱，以此来引领全院不同层次亚专业学科的发展建设，有效促进了三博整体的学科建设。

2. 优秀学科带头人引领

学科是医院发展的根本，学科带头人则是医院学科建设的核心与龙头。在三博，每一位知名专家都带领着一个团队，而每个团队也都有自己的学科特色。例如，栾国明教授团队的学科特色是癫痫和功能神经外科；于春江教授团队擅长颅内肿瘤，尤其是垂体瘤和听神经瘤；石祥恩教授团队的优势是脑血管搭桥术和颅咽管瘤治疗，闫长祥教授团队擅长胶质瘤等脑肿瘤治疗。

三博在一批学科带头人的模范带领下，重点解决疑难杂症，提高临床诊疗能力，加强学科发展，瞄准国际前沿、国内领先的研究方向和技术水平，组织实施重点科研项目，完成重大科研课题攻关，不断加大原始创新、集成创新和引进创新力度，推进科研成果转换为临床应用，使三博学科建设始终保持在国内领先水平，同时充分发挥学科带头人示范引领作用，对青年医师传、帮、带，促进其快速成长，形成了以学科带头人为核心，一批优秀的中青年技术骨干医生为主体的精英医疗团队。

3. 学科交叉融合创新

三博较早提出并实践以疾病为中心的多学科协作（MDT）诊疗模式，在神经类疾病的诊断和治疗上首开先河，进行多学科合作的创新尝试，研究制定新的诊断与治疗方案，通过会诊等形式为患者提供先进、安全、精准化的治疗。中国抗癫痫协会疑难癫痫会诊中心、北京医师协会脑胶质瘤会诊中心、北京医师协会疑难疼痛会诊中心等多个国家级与省级会诊中心在三博落地，促进了各学科间的相互渗透和融合发展，提升了创新能力，推动了临床医学水平快速提升。

（三）管理释放潜能，助力科研创新

三博从"项目、人才、经费"等方面出台举措，简化立项审批流程，减

少科研管理的烦琐程序，建立特殊人才引进绿色通道，放宽经费使用的限制，赋予科研人员更大的人财物自主支配权，加快解决束缚科研人员手脚的管理问题，减轻科研人员负担，松绑科研管理，充分释放创新活力。

为鼓励科研创新，医院专门设立"三博科研基金"，每年投入40万元资金，专款专用，重点资助中青年科技人员的临床特色诊疗技术研究，鼓励医生从事科研，释放创新动力，提高医生从事科研工作的积极性。此外，医院还给每个重点科研项目匹配了启动资金。截至2018年12月，这笔资金累计高达1210余万元。

（四）打造科研平台

三博脑科学研究所（以下简称"三博脑研所"）设有专门的科研室和示教室，包括神经生化研究室、神经分子遗传实验室、神经分子病理研究室、神经显微外科实验室等。三博脑研所作为癫痫病临床医学研究北京市重点实验室、北京脑重大疾病研究院癫痫病研究所依托单位，负责重大科研课题的研究与攻关，目前已承担了数十项国家级、省部级科研课题和基金资助，还与国际抗癫痫联盟（ILAE）儿童癫痫协作组合作进行了两项课题，并参与了亚洲远东地区灾难性癫痫药物和外科治疗的多中心研究项目。

依托中国抗癫痫协会唯一一家临床实践培训基地、国内先进的癫痫病治疗中心、癫痫外科手术治疗基地——三博癫痫中心，三博脑研所已建成具有国际影响力的癫痫病研究实验室。

2017年，三博申报的神经外科、神经内科、疼痛科、麻醉科四个专业组通过国家药物临床试验机构资格认定，参与国家重大创新药物临床研究。

目前，三博脑研所和四个国家药物临床试验机构已成为医院重要的临床科研基地，在构筑科技创新平台、稳定基础研究队伍、培养和吸引高层次创新人才、开展高水平国内外学术交流与合作，推动医院临床医疗水平提高等方面发挥了重要作用。

（五）科研硕果累累

科研是学科建设的依托，学科水平是依靠具有先进水平的课题及其后续成果来体现的，没有高水平的科研课题作依托，学科建设将成为空谈。与首都医科大学实现合作后，三博的努力得到了成果回报，学术水平有了明显的提高，在科研基金的申请、立项和研究方面获得了与三级甲等公立医院相媲美的机会。

三博还在科研课题申请上取得了突破的进展，科研申请渠道增加了教育部、北京市教委的课题和首都医科大学基础临床课题的申请项目。其次，医院加强了基础与临床的密切联系；首都医科大学图书馆电子查询系统和实验室的资源共享，促进了科研水平的提高。

目前三博专家承担和参与了国家科技计划项目（含国家自然科学基金、原973计划、原国家科技支撑计划）、北京市科技计划项目等国家级、省市级各类科研项目120余项；已主编和参编专业论著48部，内容涉及神经内外科基础研究、解剖、临床、教学培训等领域；发表专业论文（SCI）160篇，每年在国家级核心刊物上发表专业论文近百篇。这些意味着三博神经外科学研究已进入国内先进行列。

（六）技术铸就品牌

1. 顶级专家成就行业地位

医疗是科技、人才、资金高度密集的行业，只有技术上占有优势，才能赢得市场、赢得患者。技术是三博赢得信任、赢得口碑的一把金钥匙。执掌三博这把金钥匙的就是由一批国内知名神经学科专家组成的高水平医疗团队。

创建医院的神经外科专家栾国明、于春江和石恩祥均有在国外留学工作的经历，熟练掌握先进的神经科学理论知识和治疗方法，拥有丰富的临床经验，是我国神经科学界知名专家和学科带头人，在中国医师协会、中华医学会、中国抗癫痫协会、中国非公立医疗机构协会等多个国家级行业协会中担任重要职务。

2. 服务病种及服务辐射范围广泛

三博的医疗服务病种几乎涵盖了所有神经专科疾病，尤其对癫痫、听神经瘤、胶质瘤、脑血管瘤、颅咽管瘤、脊髓肿瘤等疾病的治疗技术，三博已进入国际先进行列。

医院所治疗的患者92%来自北京以外的地区，医疗服务范围已辐射到全国此外还有众多其他国家的患者。目前，三博累计完成各种神经外科手术3万余台，其中80%以上为四级手术（难度最大）。围手术期死亡率近五年低于0.5%，达到世界先进水平。2017年度手术量3000余台，神经外科年手术量在北京市名列前茅，多年患者调查满意度均为98%以上。

3. 多项技术国内、国际领先

三博的癫痫和功能神经外科团队在世界上开创性运用"双极电凝热灼脑浅表皮层治疗功能区顽固性癫痫"，在2002年悉尼世界功能神经外科大会上获得时任世界神经外科主席的首肯；目前，该方法在国内外被广泛应用于临床。三博在亚太地区首先应用ROSA机器人辅助系统开展微创的立体定向脑深部电极植入手术；全国最先利用神经调控新技术脑深部电刺激术（DBS）治疗帕金森病及运动障碍病、半球性Sturge-Weber综合征；率先利用大脑半球离断术治疗Rasmussen脑炎等疑难复杂疾病，取得了良好效果。

听神经瘤、胶质瘤、颅咽管瘤等脑肿瘤的治疗是三博的优势技术，医院已采用先进技术挽救了众多患者的生命。听神经瘤全切率为98%，面神经保留率为90%，其中巨大听神经瘤（直径大于3.0厘米）的肿瘤面神经功能保留率为 85% ，肿瘤切除时面神经保留技术已达到国际领先水平；颅咽管瘤专家团队多次被美国《神经外科杂志》、欧洲《肿瘤学/血液学述评》杂志等国际著名神经科学学术期刊评价为颅咽管瘤手术例数最多、全切除率最高、效果最好的专家组。

三博脑血管外科团队在国际首创了"颌内动脉与大脑中动脉搭桥术"。该术式被称为"巧妙的颅内外血流搭桥，解决了临床的关键问题"。医院率先在国内开展颈动脉内膜剥脱术和颅内外血管搭桥治疗缺血性脑卒中等手术，填补了脑血管病外科治疗的空白，手术效果在国际上处于领先水平。

在三博，诸如这样领先的技术还有很多。

4. 技术交流紧跟研究最前沿

三博深知闭门造车、故步自封没有未来，只有以开放的眼光与时俱进，不断吸收国内外医疗前沿理论和临床技术，才能跟上时代的步伐，在激烈的竞争中立于不败之地。医院不定期邀请国内外著名的学科带头人和学者来院授课指导，鼓励专家外出进行国际医学交流，参与世界神经外科大会、国际脑信息学大会、美国癫痫学会年会等世界级的医疗对话，使三博的医疗技术紧跟国际最先进水平。三博还启动了为部分技术骨干提供赴国外知名医学中心进行短期培训和长期进修的计划，每年医院为此投入数十万元。目前，已有十余位中青年骨干从国外学成归来，效力于临床，并成为医院发展的中坚力量。

5. 高精尖医疗设备保驾护航

工欲善其事，必先利其器。有了技术高超的医疗高手，还需要给他们配备先进的"武器"。为此，三博用近 70% 的投资用来购置先进的医疗设备和精密的显微外科手术器械。德国最先进的手术显微镜及手术实时监控系统、英国牛津癫痫定位及术中脑神经监测系统、瑞典 Lakesell 立体定向治疗系统、美国 Leadpoint 微电极记录仪和射频仪等、芬兰产最新型号 306 通道全头型脑磁图系统……这些先进的器械保证了手术的精确和安全。目前，三博神经外科共有八个病区，每个病区都配备了一流的医疗设备。

四、独特的人才培养体系

功以才成，业由才广。三博借助首都医科大学高校资源，围绕人才队伍建设搭建事业发展的舞台、学术发展的平台，创新激励保障机制，规范人力资源管理，大兴识才、爱才、用才、容才、聚才之风，积极把医院打造成集临床医疗、科学研究、教学培养于一体的"人才高地"。"优秀人才决定了三博的未来。"医院上下一致认为，三博要实现建设"国家级高水平神经医学中心"的宏伟目标，前提是打造一支与之匹配的规模较大、梯队完善、素质优良的人才队伍。

（一）搭建人才发展平台，培养机制更加规范

医院搭台，人才唱戏。神经学科历来是医学界公认的"高精尖"领域。三博每年完成的神经外科手术中有 50% 为疑难复杂手术病例，手术难度指数超行业平均标准，在这个平台成长起来的医生可谓见多识广。医院鼓励年轻医生大胆创新和实践，积极参与临床病例讨论、治疗会诊、手术观摩和科研项目，同时由于民营医院机制灵活的特点，三博给予了年轻医生更多临床、科研实践的机会，给人才提供了充分施展才华的舞台。"在这里，真的很长本事。"三博不少年轻医生表示，当初选择三博主要是为了跟随自己的老师，来之后才发现，与公立医院相比，三博更能够尽心去鼓励年轻人，尽力给年轻人提供更多机会。

事业留人，让有为者有位。对那些想干事、能干事、有潜力的青年骨干

医生得到提拔重用，使之担任科室负责人。在三博，不少科室及病区主任为年富力强的"70后"，不仅给位子，扩展人才职业发展空间和晋升通道，更要压担子，让他们独自负责所辖单位的临床医疗、学科建设和人才培养工作，提升其处理疑难杂症的能力和团队管理的水平，使其在实践中不断学习新知识、积累新经验、增长新本领。三博培养他们独当一面的能力，促进他们在实践中成长、成才，成为医院发展的中流砥柱。

医院为专家"扶梯子"，后勤行政部门为医生"扶梯子"。医院竭尽所能为人才创造良好的环境，制定了一系列政策，在医疗资源配置、职称晋升、科研项目申报等方面，向人才倾斜，充分形成了尊重知识、尊重人才的良好氛围。重要专家和技术骨干还配有专职医疗秘书，负责安排他们的日常事务，以便专家们全身心地投入临床工作。只要他们提出合理建议，医院都会高度重视，马上就办。

事业留人，感情留人。医院在给人才搭建良好发展平台的同时，也在人才引进落户及住房等方面的后续政策上大力加强保障，为他们有效解除后顾之忧。

（二）为人才打造学术平台，锻造人才梯队

社会办医难以吸引优秀人才，这是整个医疗界的共识。人才之所以集中在公立医疗体系的原因在于公立医院能为其提供更多成长机会，这种机会表现在科研支持、职称晋升、团队帮带等多方面，而这些在多数社会办医都很难实现，这就造成了即使很多社会办医给出高薪，仍然"挖"不走公立医院的人才。

因此，对社会办医而言，若想吸引更多的"凤"入自己的"巢"，还需在"筑巢"上下更多功夫。而在三博看来，学院型的定位解决了社会办医所遇到的平台瓶颈问题。

作为首都医科大学直属医院，三博在科研立项、申报资金、医生职称评定等方面享有和其他公立医院同等待遇，通过积极搭建学术平台，鼓励研究创新，加强科研项目申报的组织与管理，营造浓厚的学术科研氛围，并在学科科研、科研设备等投入与之相匹配的经费，解除医生对未来事业发展的后顾之忧，吸引了更多尖端科研人才加入。医院领导层敏锐地意识到脑科学研究的广阔发展前景，成立了三博脑研所，并聘请有海外留学经验、在神经病学方面掌握先进理论与技术的专家组建研究团队。如副所长李天富教授在国内首次提出了难治性癫痫和癫痫产生的胶质细胞—腺苷系统功能紊乱机制和相应的治疗靶点，揭示了酮代谢饮食治疗难治性癫痫的腺苷 A1 受体分子机制，为难治性癫痫的治疗提供了新理论和新方法。同时在《自然通讯》等国际医学顶级期刊发表 SCI 文章 50 多篇，被引用 1300 多次。在三博，像李天富教授这样的高层次人才越来越多。

加强人才梯队建设，建立可持续化的人才培养机制，让人才活力竞相迸发，让聪明才智充分涌流。目前，三博形成了各专业均由知名专家领衔，中间层面由学有所长的中青年技术骨干作为中流砥柱，一线由以博士、硕士为主的临床医技人员构成，人才梯队完善，布局合理、后备充足，同时有计划地培养中青年医师掌握与其临床年限相应的医疗技术与科研能力，让他们逐渐走上关键岗位，压茬推进三博医教研各项工作，实现良性可持续发展。

（三）激励机制留人才

在三博，临床、科研和教学是推动医院发展的"三驾马车"，而人才培养体系中的"三驾马车"则是股份、薪酬和科研。这成为三博能留住人才、发展人才的三大关键要素。

智力入股。和公立医院不同，三博在建院之初，就创造性引入"智力入股"这一概念。医院董事会由外部投资方（投资公司）、医院管理层和内部专家持股组成，专家以自然人身份入股，参与医院重大决策。医院总会计师代表外部投资方监管医院经济运行，并每月以财务分析报表形式向董事会成员报告医院经济运行情况。

智力股份化以量化的形式，充分体现了医生的个人价值，使得医生有了离开体制内，寻找更好舞台的动力。作为医院，也可以通过给予医生股份，激励他们利用自己的业务水平为医院带来经济效益。三博对于智力入股的门槛要求相对较高，要求入股者必须具备业内顶尖医疗水平和影响力，这种从一般雇员到合伙人的发展路径使其更好地吸引高端人才和激励医务人员提升业务水平。

医生以股东的身份进入医院，从工作者成为医院所有者，这种角色转变打破了传统医院的旧格局，它带来的不仅仅是医生的积极性，更对院内医疗资源的共享也起到了很大的助推作用。医生的红利是与医院的效益捆绑在一起的，因此医生会主动分享自己的学术研究和业务成果，帮助青年医生成长成才。

薪酬激励。公立医院的薪酬制度多为基本工资加绩效奖励，中国医生的基本工资普遍偏低，而绩效奖励在医院之间差别很大，从数百到上万元不等，直接取决于医院收入。

三博一方面提高医生基础底薪，解决医生的日常生活需求；另一方面，三博的绩效考核更多体现在业务水平和工作上，严格控制药品收入在医院收入中的占比，使医生的绩效激励来自于业务能力的提升，这样的薪酬模式在一定程度上也吸引了更多的优秀医生加盟。

科研激励。医生作为专业技术人员，对于科研的重视是不言而喻的。注重科学研究是三博不同于其他民营医院的一个很大特点。三博每年拨出年收入的1%作为科教经费，对在科研课题、科研成果转化、SCI论文发表等方面取得突出成绩的单位和个人给予奖励。

三博特有的科研激励政策，充分体现了医院对于医生从事科研工作的支持。为医生提供科研平台，制定激励政策，鼓励医生之间形成"科研发烧友"的氛围。科研的提升进一步促进医疗水平的提高，为医院带来更多效益，由此形成良性循环，使三博在人才引进上更具优势。

此外，医院还建立起科学、规范的考核激励机制，加强重点岗位和重点学科建设，重视岗位合理匹配，本着优化和高效的原则设置各级职务岗位，对不同职务岗位的医务人员制定不同的考核标准。根据不同专业、职务层次，按照客观、公正、科学的原则，从职业道德、业务水平和诊疗质量等方面对医务人员进行全面评估和严格考核，充分激发人才的能动性和创新性，为人才创造良好的成长环境，增强员工的凝聚力和向心力，营造良好的氛围，开阔员工视野，使员工真正感受到三博大家庭的温暖，弘扬尊重、协作、开放的医院文化。

（四）人力资源管理日趋规范成熟

三博贯彻落实"以人为本"的理念，将医院的人力资源管理摆在医院发展的战略地位，外院招聘和自己培养"两条腿走路"，积极引进高端人才，发掘培育自身人才，重视人才储备，营造唯贤是举的良好氛围。同时建立长效的人才管理机制，制订长期培训计划，成立人才培养基金，资助中青年出国学习，把国际最新医学研究成果运用在学科建设之中。医院还不定期邀请国内外著名的学科带头人和学者来院访问，召开国际学术会议，带动学科的发展和人才的培养。

五、高品质服务

"技术、品质、服务"是三博的经营理念。精湛的医疗技术是医院的立院之本，是核心竞争力；品质是医院的生存之本，既提供有保障的优质医疗，价格收费又合理；服务是参与市场竞争的制胜之本，医院充分尊重和关怀患者，为他们提供人性化、个性化的全方位服务。三博的服务信条就是"让更多的患者得到更好的服务"。

（一）患者至上的服务理念

1."服务型"管理模式

三博建立了独特的"服务型"管理模式，即"后勤围着医疗转，医疗围着医生转，医生围着患者转"。医院所有工作围绕医生、患者展开，全方位保证医务人员用尽可能多的时间来服务患者，为患者提供个性化诊疗和人性化服务。三博对患者所遭受的肉体和精神上的痛苦感同身受，不仅解决患者身上的疾病，更为患者提供生理、心理、精神、社会等多方面人文关怀，让每一位走进三博的患者感受到温暖和尊重。

2.以患者为中心的 360 度服务流程

针对以患者需求为中心的服务方针，三博制定了"360 度全程医疗服务流程"，对各就诊环节、各相关岗位的服务都设定了具体要求，如免费安排摆渡车辆接送患者；和周边旅馆、饭店建立合作关系，义务为患者家属联系住宿；免费帮患者预定往返车票等。

医院设立了"咨询中心"和"服务中心"方便患者就医。医院开设了电话、网络和微信预约及咨询服务，随时解答患者问题，缩短就诊时间；开通远程医疗中心以扩大服务区域；实行一周七天无假日制度、就诊预约制度。门诊预约率达 47% 左右，有效地减少了来自全国各地的患者在北京等待就医的时间，间接减少他们治病的花费。

3. 以技养医、合理收费

初创医院时，三博管理层对医院的管理体制和生存发展进行了一番精心设计，打破"以药养医"的怪圈，专心提供高端技术和优质医疗服务，追求手术治愈率，强化护理水平，三博"以技养医"的体制凸显了高端医疗技术和医生的价值。三博追求的是医院价值的最大化，而不是利润的最大化。

既要保证医院的医疗品质又要确保盈利空间，为化解这看似两难的选择，真正实现医院和患者双赢，三博对收费结构进行了控制和调整，降低了药品和医用耗材的收费比重，临床上非必要的花费尽量避免，能少用的就少用。对昂贵的药品和医疗耗材少用或不用，将正常用药价格调低，避免了滥开药、开贵药的现象。除了倡导不滥用药，三博每个月会对科室和医生个人的用药情况进行考评，对非正常用药进行质询和预警。

挤掉药品和医用耗材过高的水分，凸显手术技术含量和医师价值，三博推行的收费结构中，各项诊疗收费标准与北京其他三级医院持平或略低。合理的收费与良好的医疗质量两者的有机结合，更进一步显示了三博"技术、品质、服务"的经营理念。

三博的做法凸显了手术技术含量和医生的价值。医生要想多拿奖金，就要勤勤恳恳地更新知识、兢兢业业地提高技能、精益求精地做手术。这与新医改提出的"以技养医"相一致，更代表着新医改所倡导的全面的医院革新。回归医者本分，体现医生价值。

4. 拒收红包

三博公开承诺拒收红包，杜绝灰色收入，让医生的收入阳光化。对于送红包的患者或家属，医务人员会耐心解释打消他们的顾虑，对那些推辞不掉的红包，医院从理解患者、让家属安心的愿望出发，会先行收下之后统一移交财务部门，在患者出院结算费用时予以抵扣。

同时三博还建章立制，鼓励患者监督红包现象，从制度上堵住不正之风。医院的住院须知中有一条约定，患者如果发现医护人员收取红包，可以减免红包金额 10 倍的医疗费，减免部分由违规的医护人员承担。没有了红包、回扣现象，患者的钱全部用在了看病上，费用自然降了下来。三博的创新制度通过患者口耳相传，在社会上赢得了良好口碑。

（二）注重医疗质量安全

1. 完善管理制度，保障制度落实

院长是医院依法执业和医疗质量安全的第一责任人，全面落实医疗质量安全院、科两级责任制。建立全员参与、覆盖临床诊疗服务全过程的医疗质量管理与控制工作制度，严格落实首诊负责、三级查房、分级护理、手术分级管理、抗菌药物分级管理、临床用血安全等医疗质量安全 18 项核心制度，做到有章可循，按章办事，违章必究。

2. 加大检查力度，规范医疗文本书写

医院医疗质量管理委员会、医务部门、各科室定期或不定期开展检查，重点在交班本、病历书写、处方、申请单、报告单、制度落实情况等内涵质量检查上下功夫。加强"三基三严"训练，从每一份病历抓起，按照《病历书写基本规范》的要求，制定具体奖惩措施，并将质量检查与考核、晋升挂钩，责任到人。

3. 狠抓医疗安全，杜绝医疗事故

各科室负责人与医院签订医疗安全责任书，把安全管理与科室主任考核、评先、晋级、晋升挂钩。健全完善医疗纠纷预警、制度，努力从源头上预防和杜绝纠纷和事故的发生。定期举行医疗纠纷分析会，认真总结经验教训，对重点科室、重点部门提出具体防范措施，消除各种医疗缺陷与隐患。对发

生医疗事故者，严肃处理，决不姑息。

（三）以患者满意度为核心的医疗服务管理闭环

为了检测和优化服务质量，三博会在患者门诊后和出院七天后进行满意度调查，询问每一位患者在就医中的问题。调查内容涉及医疗，医技、护理、后勤、收费等项目，调查范围几乎覆盖所有住院患者。以患者满意度中反映出来的问题为基点，注重反馈落实，不断整改促进，改善工作，真正让改善措施落地生根，构筑以患者满意度为核心的医疗服务管理闭环，起到促进医院持续健康发展的作用。

（四）热心公益服务社会

关爱贫困患者。治病救人、救死扶伤是医院和医生的天职。三博在最大限度保证患者平价就医的同时，还关注那些家庭贫困的患者，通过减免医疗费用的方式减轻患者的家庭负担，尽力避免因病返贫、因病致困的情况。多年来，三博共资助贫困患者总计 752 万元。

公益救助扶困扶贫。在获得经济效益的同时，三博始终没有忘记自己的社会责任和义务，积极举办和参加各类公益活动。汶川地震后，医院在第一时间组建医疗队向原卫生部和北京市原卫生局请缨到一线救护，并获准派专家参加北京市原卫生局组织的什邡对口支援队伍。医院还参与了"爱心妈妈""融化渐冻的心""中国梦脊梁工程"等公益救助活动，无偿救治了近百位患者。

近年来为深入贯彻落实党的十九大会议精神，响应国家精准扶贫号召，医院还派遣专家技术骨干加入到北京市卫计委组织的精准健康扶贫医疗队，远赴青藏高原腹地，为贫困群众义诊并进行疾病筛查，深入当地基层医院相关科室，给予技术指导帮扶，不仅用三博的医疗技术救治当地群众，更是把三博的医疗技术辐射到边远山区基层医院，让更多的患者受益。

传播健康知识，倡导健康生活。为积极响应国家从"以疾病为中心"到"以健康为中心"的号召，三博注重健康教育宣传阵地建设，不仅把脑健康送到老百姓的家门口，每年举办社区义诊、健康讲座近百场，得到了医院周边区域广大居民的认可；还借助中央电视台、北京电视台、《健康报》以及人民网、新华网、腾讯新闻等媒体，开设健康讲堂、科普专栏，把日常生活中容易忽视或误诊误治的脑疾病知识通过文字、图片以及视频、动画等百姓喜闻乐见的方式呈现出来，传达给全国网友和受众，让数亿民众受益。

多年来，三博赢得了社会各界的良好口碑。相继被全国众多媒体报道了万余次，2006 年，新华社两篇内参《民营也能铸就金字招牌》《职业在这里真正成了事业》，总结了三博的发展经验，引起了领导的关注，对三博的发展成绩给予了肯定与鼓励。随后，人民日报刊发了《三博医院调查》，再次全面报道了三博。2010 年，中央电视台《新闻联播》报道三博成为首都医科大学第十一临床医学院的新闻。2012 年 3 月 14 日，原卫生部领导、北京市副市长等一行人莅临三博实地考察、调研，充分肯定了三博所取得的成绩，并对三博的未来寄予了厚望。2013 年 10 月 14 日，《新闻联播》头条新闻解读促进健康服务业发展新政，三博作为唯一的民营医院向全国推介。2014 年 8 月，北京市成立非公立医疗机构协会，三博成为会长单位。2015 年 9 月 8 日，时任国家卫生计生委副主任、国务院医改办主任孙志刚等领导莅临首都医科大学三博脑科医院进行参观调研，充分肯定了三博的典范效应。

结语

未来，三博将计划充分利用自身优势和综合实力，建成一个国家级的高水平神经医学中心。同时，采用以北京为中心、全国连锁经营的发展模式，建设国内一流的神经医学连锁医疗机构，打造三博的"十百千工程"（即在全国范围内建立 10 家连锁医院，现已有 5 家；还要跟 100 家三级甲等医院合作，帮助进行人才培养和技术支持、患者的双向转诊；再同时和 1000 家基层医院合作，做基层医生医疗能力培训），从更高的层面实现"让更多的患者得到更好的服务"。

（王　丹）

第八章 浙江衢化医院：依靠战略实现跨越式发展

一、浙江衢化医院简介

（一）医院发展概况

浙江衢化医院（简称"衢化医院"）坐落于浙江省衢州市，是一所集医疗、预防保健和科研教学于一体的大型综合性三级乙等医院。1959 年 5 月，经衢州化工厂党委批准，衢州化工厂职工医院成立，院址设在衢化集体宿舍 2 号楼。

1964 年，医院迁至现址——衢州市柯城区文昌路 62 号，占地面积 3 万余平方米，职工 200 余名，床位 180 张，初具规模。1995 年 1 月，被评为二级甲等综合性医院。

医院历经数次更名，于 2001 年正式更名为"浙江衢化医院"并沿用至今。同年，医院 12 层综合住院大楼投入使用，开放床位 500 张，2002 年，7 层门诊综合大楼投入使用。2011 年，医院顺利通过三级乙等医院的审核，成为衢州市仅有的两家三级综合性医院之一。

2016 年 7 月，医院加入浙江省医疗健康集团有限公司，将"浙江省医疗健康集团衢州医院"确定为第二名称。浙江省医疗健康集团是根据浙江省委、省政府的部署，由浙江省旅游集团牵头，联合巨化集团、浙江省能源集团、杭州钢铁集团、浙江省国有资本运营公司共同出资打造的全国首家省属医疗健康产业投资发展平台，也是浙江省发展万亿健康产业的重要平台（见图8-1）。

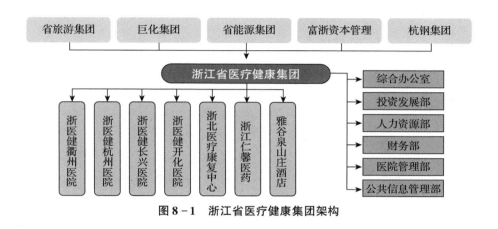

图8-1 浙江省医疗健康集团架构

2018年，医院年门诊量56万余人次，出院患者3万余人次，手术量8600余台次，健康体检近4万人次。医院在职职工904人，各类医技人员859人，其中有高级职称的112人，中级职称的288人，硕士34人，博士3人；还包括浙江省医坛新秀培养人选1人，浙江省151人才工程第三层次培养人才1人，衢州市级名医、专家等6人。

2019年6月，医院新职业病防治大楼落成，至此，医院占地面积近6万平方米，建筑面积10万余平方米，核定开放床位数650张，实际开放床位数将达到1100张。

（二）治理机制

衢化医院实行集团董事会和党委领导下的院长负责制。决策层主要由董事会、院领导班子组成；董事会负责重大经营决策；院领导班子负责业务、管理，以及质量管理体系对应领域的各项事宜决策；院长是医院的法定代表人，并在医院党委领导下全面负责医疗、教学、科研、行政管理工作。在决策程序上，衢化医院的发展规划、"三重一大"等重大事项，以及涉及员工切身利益的重要问题，由党委集体讨论决策。院长办公会是研究和决定医院重大问题以及医院行政、业务的议事决策机构，对讨论研究事项做出决定后报董事会。在人、财、物、信息、设备等不同所属领域，衢化医院接受浙江省医疗健康集团内设的综合办公室、投资发展部、人力资源部、财务部、医院管理部、公共信息管理部等相应职能部门对口管理。

（三）荣誉与评价

衢化医院创立至今，先后获得"浙江省平安医院""全国百姓放心示范医院""爱婴医院"浙江省首批省级"绿色医院"等称号，以及浙江省社会保障卡医保"一卡通"建设工作先进单位、衢州市 A 级定点医疗机构、柯城区优秀定点医疗机构、衢州市红十字会"奉献服务奖"等荣誉，是衢州市职业病医疗救治中心、衢州市烧伤救治技术指导中心、浙西南地区化工急性中毒抢救中心。

二、依靠战略实现跨越式发展

（一）精准定位，坚守办院初心

"质量为本、服务百姓"不仅是衢化医院经过长期发展积累的宝贵经验，更是在激烈市场竞争中迈步向前的战略指导。

自 2006 年衢化医院党委提出建立"三级综合医院"目标后，医院确定了发展方向并为之不懈努力。2010 年根据《浙江省（三级）综合性医院评审标准》的文件精神，医院研究制定了医院创建工作的实施方案，成立了创建三级乙等医院办公室等机构。同时推进医院西侧土地征用工作。2011 年在巨化集团公司和衢州市卫生局的领导和支持下，经过全院员工的共同努力，医院顺利通过了三级乙等医院的评审。

医疗管理和服务能力不断提升是医院生存和发展的命脉。衢化医院以成功创建三级乙等医院为新起点，以三级甲等医院为目标，狠抓医疗管理制度落实，全面提升内涵建设，不断修订、完善各项医疗制度及诊疗规范；加强医疗质量管理力度，定期召开医疗质量分析会，对存在问题及时反馈整改，保证医疗质量达到三级甲等医院标准和各质控中心要求。

衢化医院自成立以来，主动承担社会责任，积极参加政府委派的各项医疗卫生保障服务。衢化医院一直坚守以质量为本、服务百姓的战略，秉持创新、务实、诚信的理念，才有今天的丰硕成绩。

（二）结合地域特色，做大做强优势专科

衢化医院地处浙、闽、赣、皖四省交汇处，院领导班子在综合分析医院所属交通地域特性和区域疾病谱后，提出了"大专科、小综合"的学科发展战略，遵循"发展特色、保障重点、带动整体"的发展原则，建立"突出重点、借力发展"的学科建设机制，优先建设重点学科，打造优质专科品牌，通过学科延伸支点方式，带动全院学科建设。医院现有省市重点学科烧伤科，省重点扶植学科、衢州市重点学科职业病科，省市共建重点学科、市重点学科眼科及近 10 个市重点学科、重点建设学科。

医院重点扶持优势学科，加大投入给予相应支持政策，使学科建设更进一步。在烧伤科的强大基础上，开设了治疗慢性难愈创面的伤口治疗中心，并在浙西地区首开烧伤康复治疗，吸引了全国各地患者慕名而至；肿瘤中心持续追踪科技前沿，率先在浙西地区开展放疗、粒子植入、微创消融等肿瘤治疗新技术，是衢州地区肿瘤治疗手段最齐全的肿瘤中心；普外科在肝胆、血管、甲状腺乳腺等各细分小专科全力推行微创、快速康复理念，在浙西地区是唯一具有微创保胆取石资质的医院，每年完成保胆手术 800 余例；呼吸

科在全面发展基础上设立呼吸危重症病房；在职业病科基础上，成立中毒救治科，创新了"院前急救—急诊科—ICU—中毒救治科"一体化模式；心血管内科开设第二导管室，每年完成心血管介入手术 400 余台；其脊柱外科是衢州市唯一的椎间盘微创诊疗中心，微创技术浙西领先，椎间盘手术量在全省160 余家三级医院中排名第五；胸心外科通过成立名医工作站，使肺结节等疾病诊治能力获得提升；浙江省运动医学中心浙西分中心落户衢化医院骨科，关节镜技术应用再上台阶。衢化医院在发展过程中形成了临床、医技、药学全面发展的局面。事实证明，这样的定位与布局为做大做强地方综合性医院提供了最大限度的配合与支持。

为更好地拓展学科领域、整合医院优势资源，衢化医院成立了衢州市唯一的风湿免疫科，并成立了创伤中心、胸痛中心、卒中中心、急危重症中心。在新项目新技术开展方面，医院陆续开展了椎间孔镜技术、单孔腹腔镜手术、微创保胆手术，闭合式穿透性角膜移植手术等。

通过重点学科的成功创建和新技术新项目的拓展，衢化医院不仅充分发挥了老牌科室的优势，有效树立了医院扎实的品牌形象，同时也在全院范围内形成了"鲶鱼效应"，通过老牌科室的上位进一步带动新兴科室锐意进取，有力促进了全院学科发展稳中求进。

三、在困境中实现逆转

2003 年前后，中央提出进行国有企业主辅分离改革。与此同时，伴随国家对国有企业的社会化职能实施剥离，企业对医院的重视和投入力度也不断降低，企业医院纷纷开始进行改革。

尤其在 2006 年后，一方面是国企医院和公立医院在体制和机制上的差异日益突出，另一方面却是公立医院的不断扩张和对人才需求增加，大量国企医院的优秀员工离职进入公立医院，国企医院的生存发展更加陷入了困境。

衢化医院作为省属国有企业医院，也难以独善其身。但是，在困难面前坚韧的衢医人没有退缩。人才的严重流失使医院的生存和发展面临前所未有的挑战。2006 年年初至 2011 年年底，浙江衢化医院共计 309 名医护人员辞职，其中大部分是科室主任、医疗骨干，随之而来的品牌效应缺失、职工队伍涣散，给医院的发展带来巨大冲击。

为了挽回局面，医院主动适应医改政策，致力提升医疗技术、细化服务内涵、加强人才培养、深化学科建设，积极走开放合作发展之路，建立战略合作，深入发掘市场发展潜力，促进医院可持续健康发展。

（一）逆势而为，团结一致齐奋进

1. 领导团队勇担当，凝心聚力求发展

面对困境，衢化医院党委多次召开领导班子会议，耐心分析困难现状和解决办法，并适时召开员工大会，一方面情感留人，号召全体员工团结一致、共同奋进，党委领导勇于担当，带头承诺与医院同进退，鼓励大家对医院发展要有必胜的信心，对面临的困难要有努力战胜的决心。另一方面医院主动创新经营模式，实施薪酬改革，如国企医院企业编制的退休员工较公立医院事业单位编制的退休员工每月退休金有 3000 元上浮。为进一步稳定人心和避免人才过度流失，医院对副高以上职称的高层次人才设立终身贡献奖，即只要员工一直坚持在医院工作，便对其每年额外发放一笔奖励，退休时可一次性领取，但若中途辞职离院，该项奖励将全部扣除，以此激励员工尤其高水平业务骨干能够安心留院。

此外，面临医务人员和患者的双重流失，医院还专门面向全体员工设立了"爱院奖"，充分发挥每位员工的主人翁意识，通过主动向身边亲朋好友介绍医院优势特色，鼓励亲友来院就诊，再次树立起员工对医院发展的信心，

凝心聚力，爱院如家。

正是由于医院党委管理团队勇于担当，带领大家重塑企业文化，改进服务内涵，培育特色专科，打造优质品牌，全院上下团结一心扭转乾坤，开创了医院业务全面发展的良好局面。

2. 强化党建，增强活力，推动医院健康快速发展

突出党建的引领作用。深入贯彻党的民主集中制原则，衢化医院按时开展党委换届工作，确保党内政治生活正常化，开好党委民主生活会，展开批评与自我批评，加强班子团结，提升班子合力。修订完善《党委会议议事规则》，规范党委会议事程序，充分发挥党组织在"三重一大"等事项上的研究和决策作用，坚持党管干部、党管人才，强化引领，发挥党委统领全局的核心作用。

探索党建工作新路子。2012 年，医院顺利完成六个基层支部书记的"公推直选"工作，组织新任支部书记参加院内外岗位五次培训，有效提升支部书记的党务工作的能力。推进医院"创优争先"活动。积极开展"不忘初心、牢记使命"主题教育活动；结合医院特点开展党员示范点工作的评选活动；实施"党员人才工程"，努力做好党员发展工作。推行党支部 BTN 建设工作，做好标准化管理，开展支部课题，将党建工作与医院业务紧密结合。

强化廉政主体责任。制定《加强行风建设、严格落实"九不准"实施方案》，在全院干部职工中深入开展示范教育、警示教育，开展预防职务犯罪专题讲座；制定党风廉政建设责任清单，落实领导干部履行党风廉政主体责任全程纪实制度，与各科室负责人签订党风廉政建设责任书。进行风险岗位轮岗，运用统方监控等信息技术手段，扎实推进惩治和预防腐败体系建设，加大行风建设力度。启动清廉医院建设，将从严治党向每个支部和党员覆盖，组织全院开展风险点自查，打造党风清正、院风清朗、医风清新的清廉医院。

发挥纪检监察监督。针对药品、耗材采购和大型基建项目加强效能监督。着重就新药引进、耗材使用及采购招标等环节加强监督管理和落实，从源头上严防商业贿赂行为的发生。医院先后对直线加速器机房建筑工程、医用耗材集中采供、新职业病防止大楼建筑工程等项目进行效能监察。成立招标领导管理小组，参与医院工程项目、设备采购招议标，形成了"按制度办事、靠制度管人"的良好机制，使项目招标监管走上了经常化、制度化的轨道。

（二）开拓思路，管理服务两手抓

1. 凝心聚力，把握医疗质量管理的核心命脉

医疗服务质量是医院赖以生存的根本，是医院管理的基础和核心，关系到患者的切身利益，是提高医院竞争力的重要方法，也是增强患者满意度的有效途径。浙江衢化医院在国企医院发展艰难的时期确定了重管理、创品牌的医疗质量管理理念。

（1）创新机制、深化改革，提高医疗服务能力

提升医疗管理能力。以成功创建三级乙等医院为新起点，狠抓医疗管理制度落实。

提高综合护理水平。持续深入开展优质护理服务，构建和谐医患关系。在全院护理单元开设优质护理病房和无痛病房，覆盖率达100%。开展"癌痛规范化治疗示范病房"创建活动、创新排班模式，实行"包床到护"，编制《衢化医院新护士培训手册》；实施护理人员分层管理，根据不同层次进行针对性的专业知识培训；注重护理人员业务水平提升，选派专科护士、优秀护理骨干外出进修、培训。切实提高护理专业的整体水平，优化护理资源，创造温馨的病房环境，基本实现"科学护理、特色护理、人文护理"。

拓展医疗业务模式。加强国家医疗政策研究，关注行业发展趋势，持续发掘并满足患者需求，走开放合作发展之路，不断拓展新的业务模式。医院

紧跟国家政策，积极引进民营资本，通过寻求战略合作伙伴，与合适的投资公司建立合作关系。在充分了解自身业务收入结构和市场发展潜力的基础上，借助迪安诊断的科研技术和高端设备，为医院的医学检验提供了更高层次的服务平台；在骨科开展技术交流，扩大业务范围，增加了业务量，取得了预期的成效；探索衢州美容整形市场，借助投资方专业成熟的美容整形经营管理和市场运营模式，为推动医院美容整形治疗技术长远发展打下基础。为了打破分级诊疗壁垒，更好地促进医疗资源下沉，方便基层百姓就医，医院与航埠卫生院、衢江峡川卫生院、江山峡口卫生院、开化桐村卫生院、龙游东华街道卫生院、龙游横山卫生院签订对口支援协议，共安排专家1000余人次赴各卫生院坐诊指导，打通双向转诊通道。另外，医院还与开化县第二人民医院开展科室间紧密合作，2018年8月，开化二院正式成为衢化医院分院，资源得到有效整合，冲破了医疗服务的地域限制，为医院的可持续发展开拓了更多的可能性，以医院为中心的区域医疗集团初步形成。

构建正向激励机制。为激发广大员工的工作热情和主观能动性，衢化医院坚持效率优先、兼顾公平的原则，构建新型激励机制。完善岗位评价体系，体现出不同岗位的劳动价值；设立优质服务奖，强化员工服务意识；设立发展促进奖、特别贡献奖、效益专项奖，充分体现个性化激励；建立学习进步奖，提高员工整体素质；设立再上岗培训制度，引入合理的淘汰制度；实行后勤班组计件工资改革，提高了工作效率；大力推进绩效方案改革，推行全成本核算，实行"多劳多得，优劳优得"和"兼顾公平"的原则，综合考虑岗位工作量、服务质量、行为规范、技术能力等因素进行考核，恰当拉开分配档次，坚持向高风险、关键岗位、优秀人才、临床一线倾斜，以科学化、现代化的管理方法，合理分配卫生资源，以最少的投入，取得最大的经济效益和社会效益。

（2）战略规划、整合资源，提高医疗资源利用效率

建造新职业病防治大楼。为了改善医院就医环境，全面提升区域医疗竞争力，2016年3月，衢化医院职业病防治新大楼正式动工建设，经过三年保质保量的建设，大楼于2019年6月正式竣工。新大楼总建筑面积53850平方米，地下2层，地上11层，是一所高标准、现代化、智能化、多功能的住院大楼。大楼投用后，医院床位数达到1100余张，有效改善了住院条件，提高了医院的服务品质，将医院的医疗服务水平带上一个新台阶。

打开市区医疗服务窗口。为了进一步开拓市区医疗市场，扩大服务半径，医院于2016年在衢州市中心位置承租了一栋6层楼的房产，开设眼科门诊部，不仅扩大了规模，拓展了业务，更增强了医院眼科品牌影响力；医院还借助该地理位置优势，引进合作伙伴共同开办口腔科门诊和医疗美容诊所，吸引了更多的市区客户，为广大群众提供更高端、更优质的服务。

升级体检业务服务流程。体检业务是医院延伸医疗服务范围的重要途径，随着生活水平的提高，老百姓对健康的理念和需求也在不断提高。面对体检业务日趋激烈的竞争，医院根据不同社会群体的不同需求，分别改造了普通体检中心和高端VIP体检中心，通过合理布局，优化流程，改善环境，提供一对一贴心服务，吸引了龙游、开化、常山等多地客户来院体检。

（3）推行改革，强化医院精细化管理

实施职能部门目标管理。医院推行《职能部门日常管理办法》和《浙江衢化医院目标管理责任制实施方案》，将部门工作内容进行具体量化，明确管理职责，定期检查考核，并将考核结果与部门绩效和年底评优直接挂钩。不仅充分调动部门负责人的主动性、积极性、创造性，改善了工作作风，解决了管理目标不明、管理责任不清、管理效率不高等问题，有效落实了医院年度重大事项和管理目标，提高了医院管理科学化、规范化水平。

提高精细化管理水平。为了加快由粗放式管理向精细化管理的转变，医

院从提高医疗质量、提升服务品质、优化管理流程、加快信息化建设等方面着手，制定了降低药品比率、提高临床路径出院占比、实施后勤保修系统闭环管理等 13 项目标，有效达到了提高管理水平、工作效率和服务质量，节约运营成本的目标。

加快信息化体系建设进程。信息化程度是衡量现代医院发展水平的重要标准，近年来，医院不断加快信息化建设进程，提高医院管理效能。一是辅助医院管理，升级 OA 办公系统，上线财务报表系统、急诊管理软件、体检软件、供应室软件、医务管理软件、院感监测软件、后勤报修软件、合理用药软件等，用大数据代替原始手工记录，降低了事务性工作的劳动强度，提高了部门管理工作效率；二是支持临床医疗，上线影像云系统，实现信息共享，推出移动查房、门诊电子病历系统，快速便捷地收集患者信息，辅助临床诊疗，提高医护人员工作效率；三是为方便患者就医，医院升级自助挂号收费系统，安置自助取片、取报告机，启用排队叫号系统，提供手机 APP 查询化验结果服务，用信息化手段改变生活方式，为患者提供更好、更快、更多的服务。

加强财务成本控制管理。根据巨化集团公司的要求和医院的总体工作目标，建立严密的计算机信息管理系统，分别编制医院年度和月度预算，撰写财务月度、年度预决算分析报告。2010 年，根据绩效工资分配方案结合各科室工作开展实际情况，医院对绩效考核体系进行了必要微调。2012 年，医院汲取先进的管理理念，制定了绩效体系改革方案。2014 年 1 月 1 日起，医院实行新的收费标准，取消药品差价的同时上调挂号费、诊疗费、治疗费、手术费、麻醉费及护理费五类费用。医院对临床的主要科室进行了全成本核算，测算利润的同时了解不同科室的收入成本结构。2015 年，医院出台了新的全成本核算办法，让全体员工参与到成本管理中，把医院成本确定的目标转变为员工的自觉行为。并通过不断探索更符合科室发展的绩效分配方案和考核系统，调整收入结构，奖励重点人才，挖掘科室新的经济增长点，不断优化医院的资源配置，促进管理的科学化、现代化等目标。

（4）注重人才培养与引进，提升医疗技术水平

完善人才战略部署。加强人才分层培养动态管理，内培与外引并举。创新人才引进机制，选择优秀本地应届高考生，出资委托医学院校培养，共委托温州医科大学、宁波大学、南昌大学等高校培养临床医师25人；开展校企合作，与衢州职业技术学院共同开办三届衢化医院护理订单班，共培养护士61名。拓宽人才培养平台，修订《医疗人才外出短期培训方案》和各种进修、培训协议，鼓励员工外出学习先进技术和服务理念，共选送6位医疗骨干赴美国西奈山医院交流学习，选送116名优秀管理人员、临床骨干员工外出参加短期培训。

充分体现人才价值。先后制定了《浙江衢化医院临床医师培养方案》《关于设立浙江衢化医院医师特别奖方案》、"浙江衢化医院高级专业技术人才终身贡献奖"、《2015年浙江衢化医院发展促进奖、质量优胜奖、效益专项奖和上台阶奖的方案》《专业技术人员聘任管理办法》《硕士研究生补充劳动合同》、劳务代理人员转正相关文件等，在人才培养、人才激励机制方面不断做有益的尝试，为培养和留住人才打好扎实基础。

规范规培基地建设。医院于2011年开展住院医师规范化培训，2017年成功申报成为浙江省医师规范化培训基地联合体国家级后备基地，落实"浙江衢化医院住院医师规范化培训奖惩制度"，加强对规培学员各类教学活动的管理；建立临床技能操作中心，配备培训辅助设施设备，强化住院医师临床技能培训；完善师资建设，建立符合标准的住院医师规范化培训师资队伍，组织带教老师参加《基地负责人教学与管理研修班》《TEMC & BHGF 医学教育暨住培师资专题培训》《医务人员科研和规培带教能力提高班》等各类培训班，不断提高教学质量。几年来，医院共规培院内医师86人，院外医师8

人，规培合格率98%。

实施灵活的引才机制。为了解决学科领军人才的匮乏问题，医院建立跨区合作专科工作站。邀请资深专家定期来医院指导帮扶，依靠省内一流医院的技术和品牌影响力，开展学科间合作共建。先后与浙江省人民医院运动医学中心合作成立浙江省运动医学中心浙西分中心、与浙江大学附属第一医院普胸外科合作成立浙医健衢州医院胡坚教授名医工作站、与中国人民解放军第一一七医院呼吸内科合作成立了陈清勇教授专家工作站、与浙江大学医学院附属第二医院（简称"浙二医院"）脊柱外科合作成立了陈其昕教授专家工作站，有效提升学科诊疗水平。此外，为引进人才，医院出台了一系列奖励措施。2015年，医院首次尝试与衢州职业技术学院合作，成立了第一届衢化医院护理订单班，开启了人才引进和培养的新模式——代培班。为加强人才队伍建设，2010年，医院启动"名医、学科带头人培养工程"。2011年，医院正式成为浙江省首批住院医师规范化培训基地。2013年，医院开始实施医疗人才短期培训，组织技术骨干和优秀人才先后赴国外进行学习交流。

（5）引进先进设备，提升医疗诊断能力

医院于2016年引进衢州地区首台PET-CT，为核医学科发展打下基础，并以此推动多个相关学科共同发展；2017年，在衢州市率先引进了超声聚焦系统，运用无创的局部性治疗方式治疗子宫肌瘤，为妇产科的学科发展找到突破口；2018年，配备衢州市首台且唯一全飞秒激光近视治疗仪，率先开展该项技术，不仅提了升服务患者的水平，也因疗效显著赢得了良好的口碑，巩固了医院眼科在衢州地区的学科领先地位。

2. 以患者为中心，创新一体化服务模式

（1）与时俱进、深化内涵，全面提升医疗服务能力

深化门急诊服务内涵建设。全力推进"最多跑一次"改革。为缓解排队

等候时长难题，医院大力推行自助服务挂号收费系统，减少排队环节，通过设置自助客服专员和志愿者，及时协调分流患者，将高峰期排队等待时间控制在三分钟以内。按照"预约优先"的原则构建门诊预约体系，门诊号源网上开放比例已达80%以上，为有效提升预约率，同时也支持现场、诊间、电话、自助机、网站、手机端等多途径预约形式，并推行了分时段精准预约，每个时间段精确到30分钟，使患者的就诊等候时间明显缩短。为了让患者付费更便捷，在门诊提供了人工窗口结算、诊间结算、自助机结算、移动终端结算四种结算方式。在门诊大厅设立"一站式"服务中心，集中提供预约挂号、预约检查、导诊咨询、轮椅租借、小件物品寄存、相关证明审核盖章、医保政策咨询、投诉受理等便民惠民服务。此外，推出病案复印线上预约、"出生一件事"一站式服务，真正方便患者就医，让患者少跑腿。

开设日间病房，开展日间手术和日间治疗。主要服务普外科、甲乳血管科、眼科、医疗美容科、消化内科和肿瘤化疗患者等。日间手术占到全院择期手术比例的2%。这不仅极大地缩短了患者住院等待的时间，也减轻了患者的经济负担。

适应DRGs医保付费改革。医院以"优化服务、调整结构"为指导方针，不断规范诊疗服务行为，做到"因病施治、合理检查、合理用药、合理收费"，让患者感受到公开透明、诚信服务；同时通过对DRGs不同病种的数据分析，合理分配医疗资源，及时发现存在问题，有效控制医院成本，降低住院天数，提升医疗质量。

（2）以患为本，文化引领，着力打造优质服务品牌

构建优质服务体系。医院借助台湾康程管理公司的成熟经验，正式启动服务体系建置项目，从优化服务、美化环境、理顺流程等方面着手，全面提升员工服务意识和服务能力。两年来，在全院推行了环境5S整改活动，对物品摆放进行标准化定点定位，在全院展开5S标杆科室评选，打造了整洁优美

的工作环境，改善了患者的就诊体验；对全院医务人员进行分层分批的服务礼仪培训，重点加强窗口服务人员服务水平的提升，营造全新服务氛围，为患者提供温馨有礼的就医感受；完善投诉渠道，开通院长投诉热线，加强投诉考核，强化员工服务理念，提高医院整体服务质量；定期通过出院患者随访、测评、社区走访等途径，广泛收集社会各界对医院服务、技术、价格、行风等各类意见和建议，认真分析、及时反馈并整改，不断健全医院整体服务体系，由此患者满意度达到96%以上。

规范服务礼仪，提升医院服务水平。医院坚持"以患者为中心"，致力于美化就医环境、提升服务能力、深化服务内涵。2016年，医院正式启动医院优质服务体系建置项目，与台湾康程医院管理公司合作。在全院推行环境5S管理，逐步细化标准，选树标杆科室，定期深入临床一线检查指导，增设便民设施，持续改善医院环境。2017年，制定了窗口工作人员以及一线服务岗位人员的服务礼仪手册；2018年，医院专门制定了《衢化医院言行规范与服务流程》，明确医务人员服务行为标准。每年对全院人员开展分层分批有针对性的服务礼仪培训，全面地提升了员工的服务意识和服务能力。2017年，医院在导医台开设"一站式预约"服务，实现可当日预约并当日完成检查。新增自助机、门诊窗口、住院窗口的微信和支付宝的扫码支付功能，患者付费更便捷。

建设新型文化体系。逐步形成了"和美、大爱、服务、廉洁"四位一体的医院文化体系，凝练了"担当重若山、技术硬如钢、服务柔似水、医院亲如家"的文化理念。以"文化兴院工程"为抓手，在全院范围内积极开展多项文化建设工作，努力打造积极向上的医院文化氛围。广泛征集医院愿景、行为准则，院训、宗旨、目标、医院精神，推出医院温馨提示语等，形成统一的文化理念。通过我是主人的演讲比赛，开展"如果我是院长"征文活动，鼓励全院职工以主人翁的姿态为医院的发展建言献策。以"'医'尘不染、健康生活"为廉洁文化理念，开展廉政文化进医院活动，促进医务人员的廉洁行医。

（三）不忘初心，热心公益，勇担社会责任

医院主动承担社会责任，不断提升医院品牌影响力。坚持深入衢江、龙游、开化、常山、江山等地偏远乡村开展义诊活动和科普讲座，平均每年分别达 85 次和 83 场，惠及百姓 2 万余人；累计与 81 家厂矿企业签订大客户战略合作协议，上门为企业员工开展急救知识科普讲座；运用慢病管理系统建立居民健康档案 7200 份，推送健康宣教 10939 次，每周开展不同专科疾病的健康大讲堂，普及慢病防治知识，倡导健康生活方式；每年都组织参加衢州市的大型医疗保障任务，如"衢州铁人三项国际邀请赛""衢州第四届环九龙湖自行车挑战赛""衢州马拉松""一带一路外国使领馆走进衢州""浙江省足球超级联赛"等，在 2018 年衢州市国际马拉松赛中，成功救治一名心搏骤停的选手。2015 年，医院凭借创面治疗中心的技术优势，被中国创面修复专科联盟指定为浙江省定点医院，承担疑似细菌战"烂脚病"患者的免费救治任务，经过精心治疗和修复，成功治愈了老人们溃烂了近 70 年的创面，不仅在衢州地区受到高度重视，也吸引了美国国家地理杂志、中国日报、凤凰卫视等国内外主流媒体的关注，美国"世界抗日战争史实维护联合会"代表团一行也特意来院看望烂脚老人，大大提升了医院形象。

四、医院改革举措

（一）强化医疗质量和安全管理

在浙江省医疗健康集团的重视和关怀下，衢化医院不断完善医疗质量管理体系建设。2017 年，贯彻落实国家卫计委新颁布的《医疗质量管理办法》，

对医院医疗质量与安全管理委员会相关组织架构及工作职责进行调整。2018年，医院对标浙江省第四期等级医院评审标准，新增、修订医疗制度及规范60多个。通过制定质量与安全管理目标，完善考核措施，不断地分析讨论，优化工作流程，强化培训学习，有效提升了医院医疗质量和医疗安全管理水平。

（二）以对标学习促进医院管理精细化提升

2016年，医院不断完善细化职能部门《日常管理办法》，并设立职能部门管理创新奖；以"降本增效"为目标，做好节水节电管理，完成全院感应式水龙头和节能灯的更换工作，加强零星维修管理，降低医院运营成本。2017年，医院成立了对标工作管理领导小组，以东阳人民医院为标杆，主动寻找差距，认真分析不足，提出解决方案，积极落实整改，有效提升了医院精细化管理程度。利用信息化手段改善了固定资产管理模式；引进后勤维修系统，报修使用情况赶超了标杆单位；实现危急值报告及登记流程电子化、增加危急值自动提醒，年内医院危急值处置及时率从不足50%提升至90%以上，效果显著。2018年，医院以三乙复评为契机，以评促升，以评促改，对照《浙江省第四周期等级医院评审标准》，结合医院实际，全面修订了医疗、护理、职能部门、质控单元的各项制度、流程，用制度规范落实各项管理工作。主动对标东阳市人民医院、台州医院和浙二医院，着力从医疗质量、服务品质、管理流程、信息化建设等方面提出了11项对标项目，其中10项对标任务已顺利完成，并凸显出不少亮点。

（三）建立智慧医院

2016年，医院安装了放射科自助取片机、磁共振预约系统和排队叫号系统，开发了医院APP，升级了自助挂号收费系统。2017年影像云系统、医保移动支付系统、全国医保一卡通结算、窗口扫码付功能正式上线使用以及2018 年对排队叫号系统、手机 APP 进行升级，极大地方便了患者就医。2016年，医院升级了 OA 平台系统，逐步推广无纸化办公，完成了心电图和 PACS、病案系统和 HIS、HIS 系统和医保、输血科和市卫生专网的对接，慢病、接种等与市卫生专网的连接及衢州市社保的接口调整，开发医保科总额预付系统查询功能。2017 年引进了供应室软件、合理用药软件、院感监测软件、后勤报修软件。2018 年上线了医务管理系统、云随访、慢病管理系统，开发了门诊扫码发药系统，推出了门诊电子病历系统、移动查房系统、手麻系统。信息化的发展有效地提高了医院工作效率和管理水平。

五、医院发展面临的问题

由于企业医院性质，衢化医院发展较政府公立医院存在更多的困难。

1. 公立医院改革的影响

（1）企业医院无法与公立医院享受同等待遇的政策支持与扶持，公立医院能够得到相应补偿及政策支持，大型医疗设备的购买、基本建设等均由政府出资投入，而企业医院任何一边都靠不上，政府有理由不支持，母体企业没有支持的理由。无政府投入、无企业投入，导致企业医院处于一种先天不足、后天缺营养的状态，当前的医疗市场竞争又非常激烈，企业医院始终处于不利地位，对其生存和可持续发展产生重大的影响。

（2）公共卫生服务方面，企业医院开展公共卫生服务，政府虽然实行购买服务方式，但是与实际支出成本还有很大差距。承担部分政府指令性医疗救治任务时不能享受政府的财政补贴，这也给企业医院造成了一定的压力。

（3）在非营利性医院收费物价标准及基本用药制度管理的影响下，医院的管理成本高，结余受到限制，也给医院造成了一定的压力。

2. 实施全民基本医疗保险的影响

（1）医疗市场受到限制，由于实施全面的医疗保险制度，原企业的职工可以到任何一家医院去就医，造成患者流失，给企业职工医院的生存带来巨大挑战。

（2）医疗收入受到限制，医保基金支付设置封顶线，结余空间受限。为了解决以上困难，医院加强国家医疗政策研究，关注行业发展趋势，致力于提升医疗技术、细化服务内涵、加强人才培养、深化学科建设，积极走开放合作发展之路，引进外部资本，建立战略合作，发掘市场潜力，促进医院可持续健康发展。

3. 缺乏政策支持

企业对所办医院经营均为自负盈亏、自收自支，缺乏资金和技术支持。同时，企业所办医院不能像公立医院一样享受国家政策上的支持，随着国家医药体制改革的推进，政府对公立医院有大量的投入，在硬件和人才引进方面均会有较大提升，相比之下，企业所办医院在竞争方面将会逐渐处于劣势。

六、医院面临的竞争分析

医院战略管理的目标是各种资源的有效利用，提高运行效率，提供更多、更好的医疗服务，确保医疗服务质量和医疗安全，实现社会效益和经济效益的双赢。随着深化医疗体制改革的不断推进，医院的内外部环境发生着巨大变化，医院面临的可能是机会也可能是威胁和挑战。衢化医院选择"大专科小综合、优势学科带动全面发展"的战略，提高了医院的核心竞争力，通过优化诊疗流程，加强医护团队的协作，盘活医院的生命力，使医院在激烈的竞争中取得一席之地，并实现可持续发展。对衢化医院的战略发展，可以使用 SWOT 矩阵进行分析，总结该院取得现如今成绩的经验，以供浙江衢化医院自身以及更多的社会办医进行参考，如表 8 - 1 所示。

表 8 - 1　浙江衢化医院战略 SWOT 分析

	潜在内部优势（S）	潜在内部劣势（W）
内部环境	医院拥有长期形成的品牌优势，始终坚持走"大专科、小综合"的差异化发展道路，形成了较好的市场竞争力 配备有各种国内外先进的检查、治疗设备，且部分设备为衢州市唯一 学科设置齐全，特色明显，科研水平在衢州市领先 管理制度完善，勇于开拓，积极创新经营管理模式，使医院形成了效益观念、市场观念和成本观念 医院网络相对成熟，已初步建立了有医院特色的医疗资源体系 新大楼的投入使用，优化了医院环境，有效提升服务品质，增强了医院的竞争力	无政府财政补贴支持 品牌效应和社会公信力不如政府办公立医院 体制、管理、前景等因素导致人才引进困难，人员流动性大，人才结构不合理，影响医疗技术水平提高 新大楼投入使用后，医院运营成本和人工成本增加
	潜在外部机会（O）	潜在外部威胁（T）
外部环境	医改给医院发展带来机遇，政府加大对医疗领域的投入将产生拉动效应 疾病谱改变与医疗技术的提高，将不断丰富疾病的治疗手段 国家政策支持引入社会力量办医，给医疗服务市场带来更多的可能性和开放性 社会经济发展，生活质量改善，刺激百姓需求提高，带来了更多的细分市场 民众观念的改变，对自身健康的关注，使医疗保健市场越来越大	规划、设备的准入制度对非政府举办的医院发展有很大的制约 分级诊疗政策的深入实施和医联体、医共体的建立，加强了政府办医对医疗资源的控制和垄断 医保支付方式的改变，医院收费结构的调整，增加了扣款，提高了运营成本 药品零差价和药品集中采购等政策的实施，压缩了医院的结余空间 医院的市场推广受到了各种外部条件的制约，医院网络区域面临着缩小的可能性 越来越多的社会办医出现，使医疗市场竞争更加激烈。

结语

1959 年至 2019 年这 60 年，衢化医院经历了从无到有、从小到大的发展过程。在 2006 年年初至 2011 年年底，人才的严重流失使医院的生存和发展出现重大危机。医院主动适应医改政策，逆势而为，团结一致齐奋进，不仅加强对国家医疗政策的研究，关注行业发展趋势，且致力于提升医疗技术、细化服务内涵、加强人才培养、深化学科建设，积极走开放合作发展之路，引进专业管理团队，建立战略合作，发掘市场发展潜力，促进医院可持续发展。在此后的十余年间，医院的医疗设施和环境不断得到改善，学科不断增多，门类不断齐全，医疗服务能力和水平不断提高。

回顾衢化医院的发展历程，可以看出其主动融入市场，充分解读国家政策，在市场机制下，积极引进专业管理团队合作，致力改革发展。虽然改革道路充满困难险阻，其仍取得了优异的成绩。

衢化医院在历届医院党委的带领下，极具眼光地将医院发展精准定位、并肩作战、踏实耕耘，让医院始终走在正确的发展道路上。在医院发展的每个阶段，领导团队勇于担当，带领医院员工凝心聚力求发展，始终发挥医疗机构强大的社会责任感，坚持具有家国情怀的国有企业办医之路。在做大做强优势专科方面"明确发展战略""结合地域特色""内外借力""紧跟政策"，最终使得医院实现了跨越式的发展。

（杨　芳）

第九章　北京德尔康尼骨科医院：创新运营模式带动医院服务与文化体系重建

一、医院简介

北京德尔康尼骨科医院（以下简称"德尔康尼"）创建于 2002 年 8 月，是一家集医疗、教学、科研于一体的骨科专科医院，是中国奥委会国家队运动员指定医院，北京大学基础医学院社会实践基地，北京体育大学和锦州医科大学临床教学医院，北京十一学校校外社会实践基地，北京市基本医疗保险定点医疗机构，北京市工伤定点医疗机构，以及北京市公安局定点医院，其患者来自世界各地。医院累计为 600 多名国家队运动员提供了 8000 多人次的诊疗服务，每年为公安民警提供 1000 多人次绿色通道的诊疗服务。

德尔康尼秉承"关爱"文化，本着"敬畏生命、珍视生命、尊重生命"的原则，认认真真、踏踏实实地践行治病救人的使命，持续探索医院运营管理的高质高效模式，争创社会办医典范。

医院占地面积 1.4 万平方米，编制床位 170 张。医院专业技术力量雄厚、特色专科突出，形成了以骨科、康复、中医、口腔、全科为特色的医疗格局。医院年门诊量 10 万余人次，出院 3700 人次，骨科手术 3500 余例。

目前医院有在职员工 278 人，其中大学学历占 84%，硕士学历占 12%，高级职称 36 人，占比 13%，境外工作人员 5 人。医院在长期的发展运营过程中，独特的"关爱"文化深入到每一位医护员工的实际工作中，形成了"高品质、高水准、个体化"的医疗服务准则和"推己及人、爱人如己"的理念精神，成为北京市社会办医的一个典范。

德尔康尼与 130 家外资保险公司签订直付协议，成为这些外资保险公司签约客户的定点医疗机构。医院还与多家大使馆签订合作协议，成为这些大使馆员工的定点医疗机构。

德尔康尼建院以来见证并亲历了我国社会办医发展历程中的每一次浪潮。借着医改红利，德尔康尼更是逐步实现由小到大、由弱到强的蜕变，成为特色鲜明的高水准骨科专科医院，淬炼出骨科、运动医学、运动康复等优势专业学科。

在"患者至上"的核心价值观指引下，秉承"关爱"文化，德尔康尼一边"抬头看路"，一边"低头拉车"。所谓"抬头看路"，是指时刻把握政策趋势，洞察民众需求变化，以及可能的创新方向，以此作为医院差异化发展的战略方针。而"低头拉车"则是始终坚持把医疗质量、诊疗效果和患者安全放在首要位置的原则，通过一体化运营与整合的立体管理形式，在患者体验、质量安全、队伍建设、专科发展、运营模式、文化建设等方面持续发力。

二、创新运营管理模式

医院管理是各种业态组织管理实践中最复杂的，运营管理实施的好坏直接决定了医院的运行效率和医疗结果。为了高效合理利用医院各类资源与要素，串联直接或间接参与医疗服务、医疗供给的部门，规避各岗位各自为政、静态封闭的情况，德尔康尼坚持以目标为导向，探索建立健全独具特色的医院管理策略，创新运营管理模式，将医院各部门各成员的功能职责整合为一条顺畅的链路，以优化管理，提升品质和效率，进而充分满足患者的合理需求。

具体而言，德尔康尼审慎而不失新意地提出了"五四三"管理模型（见图9-1），即"五全""四中心""三核心"。"五全"即全面质量管理、全过程管理、全员参与、全面运用各种管理方法、全面提高效益；"四中心"即运营中心、标准中心、质控中心、学习成长中心；"三核心"即医院竞争力的核心是医疗质量、医疗质量的核心是学科建设、学科建设的核心是技术人才。这一模型中，强化一体化运营与整合管理是德尔康尼实现医院管理顺畅、快捷、平稳运行的关键手段。

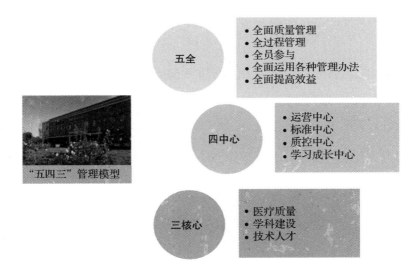

图9-1　德尔康尼"五四三"管理模型

很显然，这种管理模式并非沙地上起高楼，或者套用某种固有的理论，或者照搬某家医院的管理模式，而是有着缜密的运行逻辑和管理机制支撑，其突出特点在于因地制宜、因时制宜、因人制宜，管理方法独特有效、运营模式创新有力、以及服务内涵务实用心。

（一）独特有效的管理方法

纵观国内社会办医，尤其是单体专科医院，在发展过程中普遍将工作重心放在市场上，而德尔康尼却始终把全面质量管理作为核心工作贯穿医院管理，这种一如既往的坚持和探索精神实属难能可贵。

由于无先例可循、无经验可鉴，德尔康尼本着"遇到一个问题、分析一个问题、解决一个问题、形成一套规范"的原则，在管理上突破组织或部门单一的概念，把质量管理延伸到组织群或部门的集合，并使其形成常态化、制度化、规范化。

德尔康尼潜心打造了一整套行之有效并适合自己的医疗、护理、服务、质控、行政保障的规范、标准、流程和办法，共计158条。各项规范、流程、标准和办法便是"五全"（即全面质量管理、全过程管理、全员参与、全面运用各种管理方法、全面提高效益）的浓缩和提炼。

实践、总结、再实践、再总结。德尔康尼的领导班子始终笃信"实践是检验真理的唯一标准"，牢牢把握"小处着手，大处着眼"的原则，带领全体员工担负起责任，并要求在管理上做到"上下管到底，前后管到边"。要求每一个部门的负责人都要做到向下管两级，超出自身工作边界往前迈一步，不给工作链后面的人留漏洞。

德尔康尼在内部传达管理要求时，可谓直接通俗，在医院里没有论资排辈，没有夸夸其谈，提倡"尊重和认可是干出来的，不是卡出来的，更不是要出来的"。

比如，当医院准入一种新药品时，药剂科会积极主动将药品的详细介绍材料通过会议、微信、消息、贴士等形式告知每一位医生，并在实际临床工作中为其提供专业的药事咨询服务；物价部门会积极主动与药剂科沟通索取产品资料，进行药品价格信息录入；医保办会进行药品的医保分类备案；宣传部门会主动承担宣传任务，进行院内院外的宣传。每一个部门之间无缝衔接，不会出现"三不管"或"断档"的情况，部门之间是相互提醒、帮助和补台。

（二）创新有力的运营模式

在产品经济时代，产品和注意力是分离的，而在共享经济时代，产品服务和注意力必须融合在一起。德尔康尼在经营发展过程中，一以贯之的做法是站在患者的角度思考问题，时刻关注患者需要什么、在意什么，从而明确改善优化服务的方向和目标。院长贾斌及领导班子的理论依据很简单：医患同体，一体两面，患者需要的就是医院要做的，患者反对的就是医院规避的。

这一基于常识却又超越常规的经营思路，催生出德尔康尼创新的运营模式，"四中心"（即标准中心、学习成长中心、质控中心、运营中心）应运而生（见图9-2）。

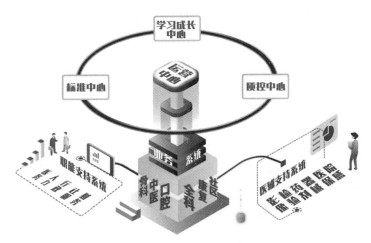

图9-2　四中心运行逻辑图

标准中心负责全院所有流程、规范、标准和办法的制定，学习成长中心负责对员工进行培训，质控中心负责督导落实和反馈，运营中心负责经济运行，并根据市场变化和各种经营分析结论来调整经营策略。四个中心相互支撑，保障医疗质量和患者安全，做到有限服务、有效服务、优质服务。

为了更好地理解上述四中心的运营逻辑，不妨以德尔康尼门诊服务和流程优化为例，一窥究竟。

建院初期，医院门诊大厅收费处时常让患者颇有微词，给前来就医的人群留下医院服务不佳的印象：收费人员态度差，结账效率低，排队等待时间长。这些问题着实让医院领导班子烦心了一段时间。背后的困扰在于，收费处人员统归集团财务管理，其人事培训及绩效考核均不隶属德尔康尼。经过与集团协调沟通，收费处人员的服务考核被纳入德尔康尼的日常管理。此时，"四中心"便开始发挥作用，由运营中心结合患者反馈和现场调研情况发出指令，标准中心制定服务标准，学习成长中心进行相关培训，质控中心进行督导检查。两周后，收费处的服务范围和流程便被理顺明确，工作人员的观念发生转变，开始认同并践行"以患者为中心"的服务理念。一段时期后，医院陆续收到患者的反馈：收费处人员的微笑服务让人觉得很温暖。再比如，发现患者超声检查结束以后，耦合剂让患者感觉不适，医院就配置了消毒热毛巾，医生在每一位患者超声检查结束后，会用毛巾擦拭耦合剂，不仅能够彻底清理干净检查部位，而且能使患者倍感舒爽。

另一个例子则是关于门诊的流程优化。在非正常工作时间，尤其是节假日（如春节、国庆等）期间，医院会经常接到一些意外创伤求救需求，但此时绝大多数医院只安排值班医生，大型检查设备停止运行。比如，春节期间某些三甲医院的核磁检查，需要一周才能提供影像资料和报告，不能满足周边区域患者的就医需求。鉴于此种情况，德尔康尼开设节假日门诊、周末门诊、夜间门诊、24 小时急诊，所有医技科室、手术室，开始 365 天、24 小时运行模式，安排主治医生、副主任医生，甚至是主任医师留院值班，协调特聘专家、多点执业专家来院出门诊。越逢节假日，医院安排留诊的医疗技术力量越强大，从而确保诊疗服务水平，提供患者所需。

这样的流程优化管理同样离不开"四中心"的协同：发现问题以后，运营中心根据"人无我有"的理念，结合患者诉求，增设节假日门诊；标准中心结合实际制定相关规定，要求高级职称以上的医生节假日必须出诊，每人一天轮值；学习成长中心委托相关负责人，在全院员工大会和中层管理人员的院周会上进行宣教培训，每年不定期组织一些关于政策制度的考试；质控中心则对医院的运营进行日常督导，一旦发现异常，及时了解并进行处置，将结果反馈至标准中心；标准中心再结合情况谨慎评估，进行管理规定的修订。

类似举措全面贯穿于医院运营管理的全过程。在专业技术领域，运营管理的优化显得尤为重要。护理部、医务部、质控中心、院感办、药剂科和医保办，是医疗质量与安全管理中发挥重要作用的部门；而手术室、医学影像、消毒供应中心、重症监护室、医学检验等平台，则是专业质控管理的重点。

此外，为保障这种一体化运营与整合管理模式的高效运行和不断进化，医院还会邀请部分合作紧密的专家组成"专家委员会"，作为医院管理的智囊团，为医院的管理提供咨询和指导建议，帮助医院把握发展方向。

（三）务实用心的服务内涵

独特有效的管理方法和创新有力的运营模式背后是务实用心的服务内涵。

治病救人的关键是医疗技术，医生是医疗技术的核心。如何调动医生的积极性，利用他们的一技之长为患者提供更好的诊疗、提供更优的服务，是医院管理最重要的课题之一。德尔康尼实行"主诊医师负责制"，让患者从门诊挂号开始，到检查、诊断、治疗、住院及出院后随访，都有明确固定的团队和专人负责。

医院的主诊医师一般由副高以上专业职称的人员担任。医院赋予主诊医师很大的医疗职权，对患者的住院、手术、治疗、检查、用药、出院等全过程、全方面负责。针对复杂疾病，主诊医生可以发起多学科联合诊疗，使患者不用辗转多个科室。医院曾经接诊过一位腰椎损伤的患者，并发糖尿病、高血压、冠心病、慢性肾功能不全、尿潴留，主诊大夫立即发起多学科联合会诊，医院从阜外医院邀请了心内科专家，从北大医院邀请了肾内科专家和内分泌专家，联合本院的骨科专家进行集中会诊，给出综合治疗方案，患者病情迅速得到控制和改善，满意度极高。

这种务实用心的服务以"解决患者的问题"为第一导向，充分调动资源解决问题，彻底消除分段式服务的弊端，能够第一时间对患者提出的正常和恰当的要求做出及时反应，让每一位来院患者全程得到最好的诊疗和服务。

在院长贾斌看来，医疗的本质是治病，坚决杜绝"不知道""这不是我的专业"，彻底改变"一人一个山头，过了这个山头不管别人山头的事情"的局面。为了有效解决患者的疾患，德尔康尼所有工作均以患者的需要为主线，组织协调医疗资源，直至帮助患者解决问题。即使由于资源有限，无法解决患者的所有疾患，德尔康尼也会为患者推荐合适的医疗机构，甚至帮助患者协调就诊。

德尔康尼按照护理平台模式开展护理工作和床位管理，确保全院所有护理单元的护理质量实现统一的标准水平，全院床位统一调度使用。主诊组和护理平台合作，确保患者的收治不受某一个病区床位的限制，只要全院有床，通过护理平台，主诊组可以将自己的患者收到任何病区，确保患者能够及时得到治疗。

为提升护理工作的有效性，确保护理工作的质量，建立有序的工作模式，提升患者体验，德尔康尼制定了细致入微的护理平台管理办法。护理的核心和本质是"照护"，照护功能不但需要护理人员的专业知识，更需要良好的服务意识和护理模式。护理部持续推进优质护理服务，进行护理模式创新，实施

"一病一护一康复"的全程照护模式，体现护理工作的专业特色和服务意识。

正是基于上述理念，德尔康尼的诊疗服务以团队形式出现，在"有限服务，有效服务"的原则下，充分满足患者的就医预期，使患者在就医过程能够得到最适合、最规范、最科学、最标准的诊疗服务。患者在医院的一切问题都会得到专人及时的反馈，确保在医院的业务服务范围内，由最专业、最合适的人为患者实施诊疗，最大限度满足患者需要，提高患者的满意度和认可度。

德尔康尼还设定了患者疗效评估系统，从临床医师医疗工作质控开始，建立包括门急诊、办理入院、病房医疗、离院随诊等医疗活动的全程质量控制流程，保障诊疗质量，规范诊疗行为，改进医疗服务，此评估体系直接与科室和个人的绩效奖金挂钩，充分确保医疗质量和患者安全。

三、构建专科特色服务体系

一家医院，尤其是社会办医，要想源源不断的吸引患者，前提是患者对其产生足够的信任，毕竟，医疗不同于其他服务，事关生命健康。那么，患者的信任从何而来？德尔康尼给出的答案是：高品质、个体化的患者体验，优质的临床专科技术，安全的医疗质量，可靠的疗效保证，以及特色的医疗服务。

实践证明，无论外部环境如何剧烈变化，也不管市场竞争多么激烈，始终使医院立于不败之地的法宝唯有高超的专业技术水平。因此，通过持之以恒的专科建设，不断提升专科技术服务能力，同时从现有的众多专科中遴选出有潜质的学科，并将其打造成优势专科，已成为德尔康尼全体孜孜不倦的核心追求。

鉴于特色技术服务体系的搭建并非一蹴而就，不仅涉及医院发展战略的选择、人才的选拔和培养、考核及激励机制的制定，更需要考虑社会发展的需求及疾病谱的变化等外部因素。德尔康尼的基本策略是"遵循规律，稳中求进"，分别从学科布局、科技人文、患者服务、医疗保障等四个方面做了积极有益探索。

（一）学科布局特色鲜明

建院以来，德尔康尼一直专注于骨科、运动医学和运动康复领域，不断做精做细做出特色，不断提高专科医疗技术水平和服务能力，打造医院的王牌优势专科。同时，为了满足患者便利化、差异化的需求，在保障特色专科医疗质量的基础上，医院不断强化提高综合内科、麻醉科、重症监护科、医技科室的技术力量，增设口腔、中医科、全科医学科等，实现从专科到学科群的飞跃发展。一张专科特色鲜明、科室力量雄厚的医院发展图景慢慢舒展开来。

在这一过程中，德尔康尼把握趋势，用足政策，在搭建国际化专科技术平台、帮助各临床专科寻找重点上下了大功夫，渐进性地从生产力的三要素——患者、资源配置和人才入手，以学科协作带动学科发展和人才培养为总方向，走上了良性循环的道路。

概括而言，其学科布局发展正呈现以下四个特点。

1. 平台战略

建院以来，德尔康尼致力于搭建国际化骨科专科医疗平台，实现任何患者可以根据自己的需求，选择合适的专家为其进行手术和治疗。

国家鼓励医生多点执业，北京市各项多点执业政策的出台和落实，让这一平台战略梦想逐步成为现实。德尔康尼有机会和北京市乃至全国、全球最优秀的脊柱专家、关节专家、创伤专家、运动医学专家、手外科专家、小儿骨科专家等开展合作。目前医院骨科医疗平台上的专家已经超过 100 名，囊括了北京市乃至全国各大三甲医院、各个专业最优秀的医生，还有日本、美国以及欧洲的国际知名专家。

不容忽视的是，德尔康尼在全力汇聚平台专家技术资源的同时，坚持自身技术人才队伍的发展壮大，始终把锻造属于自己的技术力量放在首位。一支支技术过硬、责任心强的主诊团队，富有爱心、耐心细致的护理团队，深刻理解和践行德尔康尼文化的辅助科室，以及质量控制、后勤保障团队破茧而出。这些团队恰是专科医疗平台得以存续和长远发展的基石，使得平台专家与德尔康尼团队能够实现全天候无缝对接，能够让患者在德尔康尼得到最放心最恰当的诊疗服务。

对于患者来说，德尔康尼可以邀请北京乃至全国、全球最好的骨科专家为其进行诊治。这些平台上的专家稳固了德尔康尼的医疗诊治能力，平台的坚固基础确保了患者在德尔康尼的诊疗是连续的、系统的、安全的。专科平台模式受到了患者的极大认同和信赖，扩大和增强了医院的服务能力。一组数据或许可以说明成效：2018 年德尔康尼骨科门诊 10 万人次，出院患者 3700人次，手术 3500 例，无一例医疗差错，患者满意率达到 98%。

2. 由点到面

借力专科医疗平台模式，德尔康尼正由点到面地搭建起各优势学科并行发展和独具特色的医疗技术网络。

德尔康尼的脊柱外科是在我国脊柱外科领域泰斗党耕町教授 15 年的精心培育和带领下，形成的一支高水准的专业技术团队。能够综合运用药物、神经阻滞、微创、介入、常规手术等治疗手段，并结合国际化的运动康复等方法，形成独具特色的集保守治疗、手术治疗、康复治疗为一体的综合治疗体系。不仅能够治疗颈椎病、腰椎间盘突出症、腰椎管狭窄症、胸椎管狭窄症等常见的脊柱退行性病变，还开展了脊柱感染、脊柱肿瘤、脊柱畸形等复杂疾病的治疗，更为许多疑难复杂病例以及地方医院手术失败病例，提供会诊和治疗服务。

关节外科作为医院优势专业之一，在国内外矫形骨科专家多年悉心的培养和带领下，同样形成了一支高水准的专业技术团队。能够熟练开展初次人工关节置换术、人工关节置换失败后的返修手术、关节周围截骨术、关节镜微创手术、各种骨骼肌肉畸形矫正术。结合科学规范的围手术期管理和康复锻炼，达到治疗疾病、矫正畸形、改善功能、提高生活质量的目的，临床效果显著。

运动医学是德尔康尼开展最早的优势专业，根据多年给国家队运动员进行医疗保障的经验，结合多年参加群众体育运动保障的经验，不断深入研究运动训练对健康人或患者身体机能产生的生理、病理影响，将研究成果应用于伤病的预防、治疗和康复环节中，形成了运动创伤和康复诊治的德尔康尼方案，开创性地开设了运动机能评估和科学健身门诊。

小儿骨科、手外科同样也是医院的优势专业，医院从全国范围聘请了老一辈权威教授作为老师，选拔医院内优秀的诊疗团队跟师学习，十年磨一剑，终于成长为一支支以临床能力取胜的专科队伍。能够治疗小儿复杂四肢与关节损伤、各种骨折、神经血管损伤、皮肤软组织缺损等创伤疾病；能够治疗手外科的常见疾病，尤其在手部肌腱、神经、骨与关节损伤的治疗，在断指再植、手功能重建、手指再造等方面尤其擅长；能够熟练开展14岁以下少年儿童的各种先天或后天畸形、创伤、骨关节疾病的诊疗工作。

运动康复堪称是医院的明星专业。2008年2月14日，基于对德尔康尼运动损伤诊疗效果的充分肯定，以及医院骨科与运动损伤康复诊疗的学科优势，经国家体育总局批准，增补德尔康尼为"中国奥委会国家队运动员指定医院"。历时10年的发展，德尔康尼在国家队运动员的骨科治疗和康复上，在运动技能训练和体能恢复方面积累了丰富宝贵的经验，成为全国接诊国家队运动员最多的医院之一。

运动机能评估和科学健身是医院试行中的一个特色专业。德尔康尼运动机能评估是由骨科医生、康复治疗师、全科医生根据运动者的基本情况、医学检查、人体成分分析、心肺功能评估、骨与关节评估、体姿评估、步态分析、运动能力评估、平衡能力评估、肌肉力量评估等，结合主客观资料，以处方的形式制定的系统化、个性化的运动方案，具有个体化、安全有效、可实施、可定期调整等特点。通过评估提供最适合的个体化运动方式，提示最适合的运动强度，告知最适合的运动持续时间和频次，能够有效减少或杜绝运动损伤的发生。

相较之下，中医和全科医学是医院正在快速发展的新兴医疗专业模块。德尔康尼结合患者诉求和民众需求，决定高起点将其做出特色。

以全国著名老中医王莒生教授为中医学科带头人，推行"名医战略"，以多点执业的方式，延请全国著名老中医坐堂垂诊。

全科医学衍生于骨科诊疗所需的内科保障。但不囿于单一提供骨科患者的会诊，而是持续研究总结骨科患者伴随的内外科问题、围手术期的风险评估、术中监测、全程保障等，逐步发展演化为全科医学。既高水准全程参与骨科患者的诊疗，又独立开展全科医学诊疗。医院实事求是地提出当前的全科医学就是各个内科专业的相加，据于此，不断吸引多点执业的各个内科专业优秀医生加入全科医学队伍，逐步成为德尔康尼又一颇具特色的诊疗专业。

3. 开放联合

德尔康尼奉行开放、分享的原则。一方面，每年主动邀请医政、CDC、药监、质控、院感、安全生产、护理等主管部门和业内专家来院进行检查和督导，帮助医院发现问题、查找原因，不断提高系统管理能力，不断改善健全风险防控体系。这种严格自我要求、寻求反馈、主动变革的特质，正敦促德尔康尼在质量和管理上实现双向提升和完善。

另一方面，德尔康尼并未将视野局限于自身发展，而是主动积极参与医联体工作，极大地弥补了自身学科专业的不足之处，也让就诊的患者获益良多。在日常诊疗过程中，经常会遇到非本院专科范围的疑难危重患者，通过医联体模式能使之顺畅便捷地得到全方位的医疗救治。比如，住院手术患者突发胸痛，德尔康尼第一时间诊断可疑心梗，予以抢救后，可在 10 分钟内完成转诊。德尔康尼未开设的大型检查、未开展的检验项目，患者均可通过绿色通道在医联体范围内得到快捷的解决。

4. 人才优先

任何一家医疗机构，技术、人才都是核心。作为社会办医，德尔康尼从建院伊始，就把医院的人才培养和梯队建设作为基础核心来抓。

（1）引"智"输"血"，倾力打造医疗平台

医院抓住国家鼓励医生多点执业政策和北京市多点执业落实措施出台的机遇，坚持"名医"战略，引进德才兼备的医疗专家，打造专科医疗平台。引入的专家有三项重点任务：首先是带徒弟，其次是诊疗患者，最后才是扩大医院品牌。

比如，德尔康尼引进了以党耕町教授为代表的国内外百余名骨科专家，基本覆盖骨科所有的细分专业，每一位德尔康尼医生均被安排跟随专科领域的不同专家学习成长，同时确保患者能够享受到真正"名院名医"的诊疗服务；引进了以王莒生教授为代表的 20 位名中医专家，德尔康尼的中医师均有跟师学习的导师；引进了 12 位口腔专家和 16 位内科专家，推动本院相关专业医生的成长，指导患者的诊疗方案。

与行业内其他医疗机构直接高薪聘请专家推动业务发展略有不同，德尔康尼选择合作专家时考量的优先级依次是：带徒弟、诊疗患者、品牌建设。

为培养自己的核心医疗团队，德尔康尼给每一位医生都安排了一名知名专家或者多点执业专家作为导师，以"师带徒"的形式实现人才培养。从门诊、查体、写病历、查房开始，到诊断、治疗、手术，从摆体位到医患沟通交流，从临床实践到医德医风，专家们言传身教，本院医护人员则在实践中得以学习和成长，一批又一批骨干不断成长成熟，跻身医院发展的中坚力量。

（2）搭"台"造"血"，激发人才梯队潜力

医院为不同序列岗位设置各自的职业发展路径，无论是科室骨干还是一线员工，均为之提供施展才能的机会，配备相应的资源，做出相配套的制度保障，实现人才梯队建设的统筹推进。

在干部队伍建设，特别是干部的选拔任命方面，德尔康尼反对论资排辈，强调对医院文化的认可度和可塑性，敢于启用年轻人，并长期坚持通过"内部竞聘"的方式选拔人才。医院通过竞聘平台，清晰明确地告知全体员工：医院毫不含糊地贯彻执行"尊重、平等、创享"的文化理念，机会面前人人平等。员工个人的发展，只取决于工作能力、工作意愿和工作成效。

发生在 2009 年的医院护士长岗位公开竞聘便是例证。活动一开始无人参与，大家都担心无法胜任工作，医院不得不强制性要求所有具备护师职称的护士参与竞聘。最终，有 13 位护士进入医院管理层的视线，竞聘表现最优的4 人当即被任命为护士长，其余 9 人被纳入护理部后备人才库，且陆续被培养成为护士长或中层管理人员。自此，医院逐步完善护理人才的培养体系和选拔体系，不再从外部招聘护士长。这一做法既让基层护士看到了职业发展空间，也让医院优秀的护理服务传统得到传承。

关于科室负责人的任用，医院的要求更为严格，对任职条件有明确规定：科室负责人首先是业务骨干，能够带领员工完成具有挑战性的工作任务；还要是一位导师和教练，担负着提升员工工作技能、理顺工作关系、疏导员工心态的职责。因此，员工的任何问题，以及在工作中发生的任何失误，科室

负责人都必须承担管理连带责任。

又如，医院专门成立骨科医师培训项目组，指定负责任的高年资医师牵头，统筹安排全院住院医生的培训，夯实"三基三严"，学习临床规范，践行科学精神。同时，实施住院医生轮转制度，通过定期轮转，让住院医生都有机会接触到各个细分的骨科亚专业，跟不同的专家学到更加全面的专业知识，完善专业知识结构，全面提升技术水平。

（二）科技人文效率并重

在特色学科布局日益鲜明的背景下，德尔康尼获得社会各方首肯之余，持续优化特色服务体系，并将工作重心投向临床技术自主创新，琢磨如何融入人文色彩，进一步提升就诊效率。

1. 临床创新实力凸显

专科特色服务体系需要满足什么标准？理想的状态是什么模样？现有境况可以进行哪些优化？一连串问题的提出，成为德尔康尼在临床实践中进行自主创新的源泉和动力。

臀肌挛缩的综合治疗是德尔康尼的一项特色技术，其系统全面的治疗方案属于国际首创。从2004年接诊第一例臀肌挛缩患者至今，医院已经接诊了4000余例。针对挛缩轻重程度，医院提出了分型标准，针对不同的分型提供不同的治疗方法，手术前后康复的完美结合确保不再复发，系统全面的治疗方案为国内外同行治疗臀肌挛缩病例提供了参考。德尔康尼不仅积累了大量的临床病例，还做了大量流行病学调查，主诊医生带领团队走街串巷，深入疾病高发区域进行科教宣传，录制近十期电视节目进行科普和技术讲解，致力实现"国内、甚至国际上，彻底消灭臀肌挛缩症"的宏伟目标。

髌骨关节病的综合治疗，首先需要能够明确诊断的可靠设施。德尔康尼自主研发的膝关节轴位像拍摄设备，让膝关节的整个运动轨迹能够被完整记录，从而早期发现髋骨关节病，配以系统的家庭康复锻炼计划，能延缓甚至杜绝疾病的进一步发展。针对该病的不同发展阶段，制定不同的治疗方案，从保守治疗、微创关节镜治疗、关节置换到术后康复，贯穿髋骨关节病的全病程，给予患者全面系统的诊疗体验。

痛风的综合治疗是德尔康尼与北京协和医院普内科合作的一个项目，后者负责痛风患者的内科诊疗部分，德尔康尼负责患者的外科诊疗部分。针对严重痛风的患者，通过外科手术方式清除痛风结晶石，辅以内科治疗，达到长期系统控制高尿酸血症的目的，使病变范围期不再累及多脏器系统。

微创小切口人工髋关节置换术具有创伤小、恢复快、费用低等优势，正成为德尔康尼下一步的主攻方向，并希望成为国内开展该技术最好最多的医院之一。

2. 大力拓展互联网医疗

随着移动互联网技术发展，智能终端普及，传感器技术进步，互联网基础设施完善，互联网医疗拥有了丰沃的发展土壤。德尔康尼将互联网交互技术应用于医疗环节，利用云技术、微信公众平台、小程序、第三方插件等方式，向患者提供门诊预约、线上咨询、线上医疗用品商城、检验检查查询、移动端支付、线上生活服务、意见反馈、上门服务等服务，实现医生和患者间的实时交互和沟通，增加患者黏合度，提升患者就医体验和效率。

值得一提的是，借助互联网技术，德尔康尼将一个完整的门诊就诊流程中50%的环节转移到线上完成，大大提高了诊疗效率，实现"让信息多跑路，让患者少跑路"的目的，使患者获得良好的就医体验。

（三）诊疗服务专业多元

德尔康尼专科定位特色鲜明，专注于骨科、运动医学和运动康复领域，以医治普通民众为主，兼顾专业运动员、特需人群和外国友人，为其提供高品质、高水准、个体化的诊疗服务。从患者分布来看，国际患者占比 10%，国内患者中北京市内及其他地区各占 50%。

1. 护航国家队运动员

建院以来，德尔康尼为国家队运动员提供了专业的医疗保障，系 10 家中国奥委会国家队运动员指定医院中，承担运动防护、运动伤后诊疗和康复方面服务量最多的医院之一。

2006 年，医院康复师为花样滑冰运动员赵宏博实施 24 小时专项治疗，助力其在都灵冬奥会花样滑冰双人滑决赛中获得铜牌，创造了 190 天的康复奇迹。2010 年 8 月，续签伦敦奥运会医疗保障协议。自 2008 年至今，医院已经累计接诊国家队运动员 8000 余人次，其中包括国家网球、滑雪、花样滑冰、乒乓球、篮球、速滑、体操、拳击、柔道、田径、足球、摔跤、五项全能、橄榄球、跆拳道、手球、赛艇、曲棍球、散打等项目的运动员，从未出现任何差错，得到运动员们的一致好评。2008 年至 2015 年，医院相继派出康复专家到国家体育总局训练局出诊，为运动员提供康复治疗服务。2018 年至今，为了保障冬奥会，医院派出 12 人次的骨科医生到 6 支国家队提供 24 小时现场医疗保障。经过多年实战，德尔康尼在国家队运动员的骨科治疗和康复，以及运动技能训练和体能恢复方面积累了较为丰富的经验。

2. 国内首家推出运动机能评估和科学健身门诊

生命在于运动，但是运动不当会产生损伤。选择最适合自己的运动方式、频率和强度，关键在于运动前要进行科学的运动机能评估。比如，一些运动爱好者在接受身体评估后，可以量身选择符合个人身体特质的运动方式，经过定期反馈和进阶调整，逐步健康安全地过渡到心仪的运动项目。

作为中国奥委会国家队运动员指定医院，德尔康尼拥有丰富的国家队运动保障随队经验，已经具备完善的运动能力评估流程。目前整个评估流程只需四步，全程耗时仅 60 分钟。

具体而言，德尔康尼运动能力评估流程和内容如下：

第一步，进行运动损伤评估（骨科门诊，由运动医学副主任医师进行），主要结合患者情况进行相关关节、肌肉手法查体，对运动损伤进行初步分析。

第二步，进行功能性动作模式筛查（FMS），用以检测运动者整体动作控制稳定性、身体平衡能力、柔软度以及本体感觉等能力，还可简易识别人体的功能限制和不对称发展。

第三步，进行运动仪器检测，既可以选择等速肌力测速仪器，准确测算肌力、耐力、作功能力、爆发力等多种数据；也可以选择足型或足底压力测试，检测足型是否健康，从而判断适合哪种类型运动；还可以选择动静态平衡测试，进行快速、精准的摔倒风险评估和平衡能力训练、下肢重量承受能力评估和训练，评测影响跌倒的主要因素并评估稳定能力。

第四步，形成运动能力评估报告及运动健康指导。

在科学运动评估和科学健身门诊开设早期，发生了一个"花边故事"。院长贾斌因为医院日常管理工作繁杂，无暇抽身外出锻炼，无法保证连续的机能锻炼。在缺乏科学指导的情况下，选择在院内进行高抬腿和跑步运动，事后感觉腿部不适，成为门诊和康复中心的"患者"。经过一段时间的调整后，逐步选择了更为科学合理的运动方式。

3. 融合社区卫生服务

德尔康尼积极参与社区医疗，探索分级诊疗和家庭医生签约服务。中标海淀区三家独立社区卫生服务站，面向社区、家庭和居民，将妇女、儿童、老年人、慢性病患者、残疾人和贫困居民作为服务重点，开展健康教育、预防保健，提供传统中医诊疗服务，以及一般常见病、多发病的基本医疗服务。

德尔康尼在做好卫生行政部门要求的公共卫生服务的基础上，为进一步满足居民多样化、个性化、差异化的健康需求，进行了有效的探索和尝试。比如，积极践行主动服务，改变"我能够提供什么"的服务模式为"居民需要什么我提供什么"：针对慢性心血管疾病患者，卫生站增设动态血压监测和动态心电图监测服务；针对家中有卧床患者的社区居民，发行上门服务卡，定期上门提供医疗服务；针对有外出计划的家庭，提供旅行急救包；针对有特殊健康用品需求的社区居民，提供代购医疗用品服务等。

两年多来，三个社区卫生服务站因地制宜，竭力为社区居民提供差异化、多样化的诊疗服务，CT、核磁、肺功能、超声等检查项目预约都能够实现两小时内完成，满足了居民分层分级的健康需求，深受欢迎。

（四）医疗保障双轨并行

德尔康尼的特色专科和服务定位取决于患者需求的多元化，既有以基本医疗保险为主要需求的人群，也有以高端商业医疗保险为主要需求的人群。为了满足不同患者的就医需求，德尔康尼提供两套不同条件的医疗服务体系：既有符合国家医保政策和规范的基本医疗服务，也有更强调个性化、私密性的高端医疗服务。

除了具有基本医疗保险、工伤保险定点资格，德尔康尼还与100多家国内外商业健康险公司或经纪机构签署医疗直付协议，为广大患者提供差异化、多样化的诊疗服务保障。

四、持续优化服务质量

医院潜心秉承"关爱"文化，始终坚守"以最小的代价和最适合的诊疗帮助患者战胜疾病，恢复健康"的服务理念，笃信医院最核心的价值是患者的良好体验和获得感，努力探索社会办医运营管理的高质高效运行模式。

使命：帮助患者以最小的代价、最适合的方案，战胜疾病，恢复健康。

愿景：秉承关爱文化，敬畏生命、尊重生命、珍视生命，使患者得到肉体、精神、心灵的完整医治。

坚持让医院有温度，尊重患者，让生命有尊严，是德尔康尼建院以来锚定的服务宗旨。在尊重的基础上，德尔康尼竭力践行"将心比心，换位思考"这一朴素的认知，将其贯穿在人文环境建设和就诊流程设计的每一处细节中。

（一）满足患者期冀式就诊体验

德尔康尼对患者就医体验的追求，就是不懈地满足患者就诊过程中对被关注重视的渴望，这种追求贯穿于诊疗全过程。除了在就诊过程中安排专岗导医全职全程指引外，还进行了一系列就诊服务内涵和形式的改善。

比如，为了满足患者明明白白看病的基本愿望，德尔康尼便推出了颇具特色的"三分钟原则"，具体形式和内容如下：

1."诊前，请给患者三分钟"：让医生认真、耐心听患者描述自己的症状及其演变；

2."诊中，请给医生三分钟"：医生根据患者的病史，针对性地进行各项检查，进一步做出疾病预判，结合相关影像学检查和检验结果，进行认真思考、分析判断；

3."诊后，请给大家三分钟"：医生向患者及家属解释和沟通诊断与治疗方案，告诉患者身体出了什么问题，针对性的治疗方案有哪些，首选推荐的治疗方案是什么，该治疗方案的大致费用和疗程，治疗后如何进行相应的生活习惯方面调整等，直至患者及家属听全并理解。

"少花钱看好病"是所有患者和家属们永远不变的期许，而德尔康尼的治疗理念就是围绕"患者利益最大化"这一根本出发点。比如，当一个骨折患者既可以通过石膏固定治疗，也可以通过内植入物手术治疗，且两者的预期效果一致时，德尔康尼会本着代价最小的原则，推荐患者选择石膏固定；当一位八旬老人需要关节置换时，德尔康尼在关节假体的选择上，会本着"质优价廉，够用适用"的原则，而不是一味追求所谓的价越高越好、越先进越好。

此外，德尔康尼还十分注重患者的参与感。院内公示患者的权利和义务，让每一位患者知道自己在医院享有的权利以及应该履行的义务。鼓励患者举报医护人员的违规违纪现象，并会对医护人员的相应奖罚进行公示。

（二）换位思考

在德尔康尼，患者体验并非一句口号，不仅外化于形，更是内植于心。每一位医护人员的言行举止足以说明这一点。

德尔康尼院内流行一种"三没有"的说法，即"没有冷眼相对，没有敷衍了事，没有过度医疗"。德尔康尼的全体员工一直坚守一个朴素的原则：同理心。简单来讲，如果自己作为患者或者患者家属，不愿意在医院看到的脸色，就坚决不表现给患者；不愿意听到的言语和口气，就坚决不传递给患者；不愿意花的冤枉钱，就坚决不让患者多花费。

一个相映成趣且值得关注的细节是，随着医院知名度逐步提高，德尔康尼近年来适时地投入部分精力接待国内外同行交流来访，从对接待人员的基本要求中，或许可以一窥其如何做到"换位思考"。

具体而言，接待人员须做到向来访者全面开放和分享，不掩不藏。介绍和交流尽可能超出访问者的预期，分享医院最核心的亮点和面临的挑战，知无不言，言无不尽。

（三）温馨的人文环境

德尔康尼始终在意患者的就医体验，持续优化门诊、急诊及住院的物理环境和感受氛围，通过环境设施的人性化、服务沟通的同理化营造温馨氛围和愉悦感受。

首先是医院建筑环境充分体现人性化的设计构筑和要求。德尔康尼院区的公共区域层高 8 米，病房层高 5 米，牺牲寸土寸金的 1000 平方米，只为留出内天井露天花园，让所有病房能够"夏天听到雨声叮咚，冬天看到雪花飞舞"。为确保每一个楼道和房间都没有异味，消除患者对传统医院有消毒水味和厕所臭味的固有印象，德尔康尼在走廊过道、房间装饰带等地方安置了适量香熏。医院中心地带咖啡区飘出的现磨咖啡香味、新鲜出炉的烤面包香味，更是让患者有种自在放松的感觉。

其次是干净整洁的公共卫生环境。德尔康尼走在潮流前端，进行了"厕所革命"，院内所有卫生间均配置了感应式加热马桶自动换套系统；24 小时专门保洁清理维护；24 小时提供热水、洗手液、厕所纸和擦手纸。置身德尔康尼，仿佛置身于星级度假酒店，而不是一般意义上的医疗机构。

最后，为缓解患者在住院期间的紧张感，德尔康尼将病房内所有治疗带上的负压吸引、氧气管道等医用设施通过推拉柜门的形式隐藏到墙体上，闲置时如同房间装饰。病房内除了配置冰箱、饮用水、微波炉、电视机等日常生活必备设施以外，还提供免费 Wi-Fi、储物柜、图书报纸阅览等服务。

五、注重品牌文化建设

一个组织的优秀品质源于科学管理，而这种优秀品质的延续与传承则离不开品牌文化的建设。

德尔康尼以"提高医疗服务质量"为核心，以"治病救人、满足患者需求，提高利益相关方权益，提高社会效益"为目标的过程中，如影随形的是一种"输赢观"：不能输在医疗专业性上，不能输在社会责任感上，赢在对员工与患者的尊重上。

这"一输一赢"，其实就是"关爱"文化。

（一）关爱患者是品牌的内化

品牌管理是医院无形资产价值最大化的唯一选择。品牌不是基于医院的核心竞争力，而是基于患者获得感和体验。

在践行医院关爱文化过程中，护士是中坚力量。护理部通过"四四三二"的言语规范（四语：语音清晰、语意明确、语气柔和、语调适中；四有：有称呼、有礼貌、有区别、有分寸；三性：规范性、保密性、情感性；两确：观点明确、信息准确），自信和美丽共存的行为礼仪规范，温言细语中的操作规范，"三勤一满"（脑勤、手勤、嘴勤，尽量多跑跑，多问问，多关心，满张罗）的服务准则，使每一位患者的每一步诊疗或需求都有人关注。有人负责，确保了医疗护理质量。

正是由于医院人性化的管理措施，使得医院的关爱文化深入人心，从而在关键时刻得以充分展现出来。

在德尔康尼，有很多康复出院的患者愿意回到医院当义工和志愿者，帮助更多的患者恢复健康。他们有的选择在 QQ 群内义务为没有康复的患者答疑解惑，有的在网上分享自己的就诊经历，有的请假来医院贴身服务术前术后患者……其中，有一位叫王春瑛的"爱心妈妈"，被院内医护人员称为"刺梅姐"，她在退休后选择到德尔康尼当义工。五年来，从门诊到病房，从导诊服务到慈善义捐，医院的每个角落都有她的身影。她不仅是病房里的"爱心妈妈"，帮助患者洗头、剪指甲、打饭，给康复中的患者鼓劲，还为贫困患者募捐手术善款。2015 年，她发起的"为臀肌挛缩症贫困患者进行手术善款募捐"计划，共募集善款 24.5 万元，帮助 12 位贫困患者顺利完成手术，康复回家。2018 年，"爱心妈妈刺梅姐"被授予"感动海淀"提名奖。

（二）关爱员工是文化的表达

医院的核心工作是治病救人，而治病救人的关键人物是医护人员。德尔康尼坚持将医疗工作放在核心位置，医院所有科室工作紧紧围绕临床一线开展。比如，为了节约医护人员的时间，防止医护人员工作时间碎片化，德尔康尼坚持"后台支持一线，行政支持临床"的做法，让他们将尽可能多的精力专注于患者，把更多时间用于和患者沟通。药剂科送药下科室、行政后勤部门送物资下科室、消毒供应中心送耗材器械下科室等，临床科室只要提出需求，就会有人响应和服务。这种真正将医疗工作放在核心位置的模式，不仅让临床工作变得更有效率，还大大增加了医护人员和患者的满意度。

医院希望让患者有良好的就医体验，就必须为医院员工营造温馨健康的工作氛围。德尔康尼一直坚持做到对待员工"尊重、平等、协作、创享"，并坚持人性化的管理措施。

2011 年，医院某工作人员因母亲罹患严重抑郁症要辞职回家照顾。院长贾斌告诉他："我不同意你的离职手续，但可以批准你请假一个月甚至一年，回去把母亲治好后再回来上班。需要安排就医时，我帮助你联系北医或者协和。"最终，这位工作人员照顾安顿好母亲，只休假一个月就返回工作岗位。目前，这位工作人员已成长为一名非常优秀的管理人员。

2015 年，德尔康尼护理体系的创建人何焕歌主任罹患癌症。医院特别成立特护小组，院长亲自协调北京最好的医疗资源，安排住院手术。住院期间，每天早晚各安排一名资深护士陪护，护士为了能够被安排进入陪护名单而踊跃申请。此外，员工纷纷用自己的行动表达对何焕歌主任的关怀：购买特色补品、送爱心营养餐、休息时间陪床聊天等。

这不是特例，而是不胜枚举的关爱员工举措中的几个例子。关爱员工的思想早已成为德尔康尼内化于心的行动自觉。

（三）让爱插上互联网的翅膀

随着移动互联时代的到来，信息传播的方式发生着深刻的变革，从论坛、博客、贴吧、微博、微信公众平台，到时下兴起的今日头条、抖音以及各种直播平台，互联网的信息传播方式已经越来越多地渗入到各个角落。

如今构建移动互联时代的新型医患关系成为品牌管理重点。德尔康尼充分利用各种网络平台和自媒体，以原创科普为切入点，利用医院官方网站、微信公众平台、微博、知乎、今日头条、一点资讯、抖音等平台建立宣传矩阵。同时医院还通过投稿、转载等方式，将医院生产的原创科普内容在人民日报、新华社、共青团中央、瞭望智库、科普创作、丁香医生等平台刊发。截至目前，各平台累积粉丝超过 15 万，文章年阅读量达到 2000 多万，优秀科普内容单篇文章阅读量突破 300 万。

德尔康尼借力互联网，有效推广医院品牌的同时，增强了医院与患者之间的互动，优化了患者健康教育环节。

可以看到，在广告、品牌、文化"三部曲"进阶道路上，德尔康尼潜心打造关爱文化。通过不断改善就医体验，打造专业技术团队，提供优质医疗服务，不断积累和留住患者，形成自己忠实的患者群体，进而依靠口碑吸引患者。

结语

"管理是一种实践。其本质不在于知，而在于行。"——彼得·德鲁克

这一经典逻辑同样适用于社会办医。所谓管理体系，就是指围绕一定的目标、愿景、文化，形成一种特定的组织架构，并在此基础上设计流程、制定制度，进而具体实施。

医疗质量与患者安全一直是医院管理的终极目标，同时也是"患者至上"服务思想的最佳诠释。德尔康尼的全质量管理创新实践为实现患者安全提供

了持续性的机制保障，使医院的质量管理工作常态化、制度化、规范化。

其管理实践的最大亮点在于，审慎而不失新意地提出了"五四三"全质量管理运行模型，分别从优化患者就医体验、健全特色服务体系、创新运营管理模式和注重品牌文化建设四个维度予以全方位、立体化的展示。

显而易见，"五四三"全质量管理运行模型恰如其分地充当了德尔康尼运行管理过程中的引擎角色，成为医院可持续发展的动力保证。模型的设计兼顾医院管理的横向和纵向边界，向内形成一股强大的向心力，对外则可统筹协调各方资源，灵活运转，高效执行。

具体而言，"五全"在意识层面实现了全程全面的管理格局搭建与统一，不仅符合医疗行业运行管理规律，更是系统鲜明地指出了战略目标和方向；"四中心"在既定的机制保障中，既契合现存管理规范与制度，又成功匹配相应的运营流程设计，将 PDCA 管理工具应用于无形，具有很强的可操作性，且预留出调整改善空间；"三核心"则通过层层剖析分解的形式，直指为达成组织目标理应秉持的人才观，进而明晰强化保障医疗质量与患者安全的主体，终极目标导向明显。

从某种程度上看，德尔康尼历时多年探索而来的这一管理模型，适时回答了"社会办医怎么办"的问题，甚至前瞻性地回应了大健康观下"体医融合"模式的可操作性与发展空间。

德尔康尼的目标是做中国最好的骨科医院，这种信心来自于不断认识规律、学习和总结。德尔康尼把医院发展过程中的体会与心得凝练成文字，把来自一线、来自实践的经验升华为一张张表格、一项项制度，再通过无数次的培训、演练、检查、督促，完成全体员工的认知结构升级和服务能力提升。

"发现一个问题、分析一个问题、解决一个问题、形成一套规范"。不难发现，科学的规律一定具有普遍性，德尔康尼在实践中融会贯通地提炼出的上述管理理念和管理方法或对医疗行业将有不少裨益。

（邢　沫）

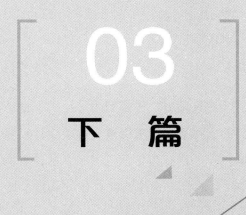

03

下 篇

第十章　乌镇互联网医院：医疗服务创新之路

2015 年 7 月，在中央网信办、国家卫生计生委、食药监总局和浙江省政府及卫生和药监部门的支持下，在贯彻落实相关文件精神、响应党中央和国务院大力倡导"互联网＋"医疗改革的号召下，浙江省桐乡市政府和微医集团（以下简称"微医"）签约，合作共建乌镇互联网医院。在众多部门的共同支持和推动下，2015 年 12 月 7 日，乌镇互联网医院开业，网站和 APP 也正式上线，开启了全国互联网分级诊疗创新平台试点，成为率先大规模实现在线诊疗、电子病历共享、在线医嘱和电子处方的互联网医疗平台。

一、乌镇互联网医院

随着互联网和 AI 技术的不断发展和成熟，"互联网＋医疗"的概念逐步演进，但产业内和学术界对于如何定义互联网医院并未形成统一意见。基于乌镇互联网医院创新探索实体医疗机构与互联网医疗平台相辅相成的模式，有研究者认为，互联网医院首先要具备医疗资源和要素的互联互通的连接功能，提高医疗卫生资源的利用效率和医疗服务的可及性；其次要能够实现在线诊疗的流程闭环，优化老百姓的就医体验。

1．打造资源集成、互联互通的线上平台

依托互联网和 AI 技术，乌镇互联网医院与全国 30 个省份的 2700 多家医院实现了信息系统连接；28 万余名医生、7500 组专家团队以多点执业的方式在乌镇互联网医院开通在线诊室；建立了 12 个专病专科远程会诊中心，以医生间的远程会诊和医患间的在线复诊为核心，有利于促进优质医疗资源下沉基层，让全国尤其是偏远地区的老百姓在家就能体验到专家级的优质诊疗服务。随着互联网医疗的发展，微医在上海、广东、四川、宁夏等 19 个地区陆续落地分院，实现传统医院的网络化升级，乌镇互联网医院协助其改进和优化院前、院中、院后的就诊服务流程，并以此为基础，规模化输出系统、运营、流量三项核心能力，联合包括北京天坛医院、上海华山医院、广东省中医院在内的 117 家医院建立起了互联互通、资源共享、业务协同的互联网医联体。2017 年，微医全科中心的布局和落地标志着包含互联网医院、医联体、微医全科中心在内的区域多层次医疗服务基地的建立，除此之外还搭建了包含社区卫生服务中心和药店在内的近 2 万家覆盖全国的基层医疗服务网点，形成了全国最大的医疗健康服务平台和远程医疗协作网。

乌镇互联网医院利用互联网、物联网和云技术搭建起一个互联互通的信息交流平台，连接着三级医院和高水平的专业医生，汇集了大量优质医疗资源，患者通过互联网医院，能够实现精准预约和智能分诊，在最短的时间内匹配到合适的医院和医生，从而实现了医患信息的对称和智能化匹配，有利于提高患者的就医效率。基层百姓可以通过这个平台方便快捷地实现远程诊疗和远程会诊，真正地实现"让信息多跑路，让百姓少跑路"。作为面向个人用户提供服务的移动医疗平台，微医一端连接着 2700 多家医院、28 万余名注册医生，一端连接着 1.91 亿多的实名注册用户，通过连接线上和线下资源，实现医疗资源与患者的便捷对接。截至 2019 年 3 月，乌镇互联网医院日均接

诊量已超过 8 万人次，远程会诊量达 1.5 万人次，成为全国规模领先的医疗健康服务平台。

2. 线上 + 线下，形成在线诊疗的流程闭环

乌镇互联网医院依托拥有诊疗资质的桐乡市第三人民医院，成为全国第一个大规模实现在线复诊、电子病历共享、在线医嘱与在线处方的平台。2015 年 12 月 10 日，著名心血管专家、浙江大学医学院附属第二医院院长王建安教授，通过乌镇互联网医院为一位心血管疾病复诊患者开出了首张在线电子处方，打通了"预约—在线诊疗—在线处方—在线医嘱—在线支付—药品配送"的全流程应用，真正实现了在线诊疗的流程闭环。除此之外，乌镇互联网医院还推出了以疝气专病为试点的专病种服务，患者前期可以通过文字、图片或视频的方式进行在线问诊咨询，通过对病情的问诊，医生可与患者预约面诊和手术时间，术后通过互联网实现在线复诊和诊后随访。通过线上咨询和线下医疗相结合的方式，医院用技术和服务为患者提供全流程的安全、高效、便捷的就医服务，从而提高了医疗效率和服务质量，实现了从"以医疗为中心"向"以患者为中心"的转变。

医疗体系结构由服务方、支付方和患者方共同构成。其中，支付方是医疗体系的核心角色，是互联网医疗商业闭环中重要的一环，实现医保的在线支付是患者方的强烈需求。随着微医四川互联网医院接入医保的尝试，乌镇互联网医院也在积极进行医保在线支付的探索。而目前，乌镇互联网医院已经通过接入商业保险实现了真正的商业闭环。乌镇互联网医院与国内首家互联网保险公司——众安保险签署战略合作协议，开发了"家庭守护"互联网医院门诊险。该保险以家庭为单位，3 人起承保，每人每年 365 元，最高保额 5000 元。投保用户不仅可以享受到全天时、全过程、个性化的覆盖胃溃疡、关节炎、跌打损伤等常见疾病的在线问诊和送药上门服务，并且费用结算只

需自付 40%，剩余 60% 由商业保险在线直赔，无须收集发票、提交报销。"家庭守护"实现了将线上门诊纳入商保支付和在线极速理赔，使得在线门诊从诊疗到支付都变得更加方便、快捷。以黑龙江某患者为例，他在上海华山医院做完手术后，可以通过乌镇互联网医院线上平台与医生实现责任在线复诊和支付，而且费用还可以报销。这优化了患者的就医体验，有利于节约资源，从而真正实现看病方式的便捷化，有效提高医疗服务效率。未来，微医还将联合众安及其他保险公司，共同聚焦海量用户的诊疗行为，通过互联网大数据的挖掘和应用，开发更多个性化的健康险产品，创新探索"互联网 + 医疗 + 保险"的跨界融合。

二、乌镇互联网医院的角色和价值

随着"互联网 + 医疗"的深入探索与发展，市场对于互联网的认知也逐渐回归客观和理性。我们逐渐认识到互联网并不是全能的，要在不断发展和演进的过程中，寻找自身的价值和定位，互联网医院也需要融入医疗卫生体系，明确自身角色和定位，并且需要一系列匹配政策与监管机制的形成。"互联网 + 医疗"是一个"标准化"与"个性化"有机结合、螺旋上升的过程。2018 年，《互联网诊疗管理办法（试行）》《互联网医院管理办法（试行）》《远程医疗服务管理规范（试行）》三个文件的出台，明确了互联网医疗的诊疗范围为常见病和慢性病的复诊和远程会诊等，高速发展的互联网医疗开始进入有序发展的阶段。

1. 搭建互联网医联体矩阵，落地分级诊疗

2016 年 10 月，微医董事长廖杰远在中国药店高峰论坛上提出"互联网医院升级为互联网医联体是分级诊疗最终落地路径"的观点。2017 年国家全面

启动多种形式的医联体建设试点。微医建立了由远程诊疗、远程会诊、远程转诊、远程培训、云病历、云药房、云检查检验和支付结算八大子系统组成的医联体系统，通过大规模运营，医联体集结了全国 700 多家大型三甲医院的转诊通道和 28 个学科的会诊资源，形成了系统、流量、运营三项核心能力。通过输出系统、流量和运营，乌镇互联网医院帮助 19 个省市的传统医院升级成为互联网医院，各省互联网医院在省内向市县连接形成纵向的区域医联体、与其他省的互联网医院连接形成跨区域的横向医联体，实现了不同层级医疗机构的连接。目前，在全国已布局上线的 19 家互联网分院的基础上，深度连接全国近 1200 家省市县中心医院和近 6000 个基层医疗点，围绕着"区域医联体、县域医联体和互联网专科联盟"三种医联体组织形式形成服务矩阵，乌镇互联网医院通过系统互联已经成为全国最大的医联体平台，有利于促进分级诊疗的最终落地。

（1）区域医联体

互联网区域医联体依托线上与线下的结合，以区域内中心三级医院为基点，通过输出"硬件 + 软件 + 平台 + 服务 + 医疗互联网应用"，将区域中心医院、县乡（镇）级卫生院、基层医疗服务机构和药店联系在一起，建立起各级医疗机构基于系统互联互通的区域医疗联合体。不同于传统的医联体，互联网区域医联体提升了不同层级的医疗机构间的连接能力，有利于强化各项专业服务能力，从内在机制上促进优质医疗资源下沉基层。

乌镇互联网医院通过向 19 个省市的互联网医院输入硬件、软件、平台、服务和医疗互联网应用，帮助其建立了互联网区域医联体，同时通过建立医事服务中心、药事服务中心、运营中心等五大服务中心系统提升医联体能力。甘肃省互联网医院由乌镇互联网医院与甘肃省第二人民医院合作共建，通过互联网连接了甘肃省区域内的省、市、县、乡甚至村等五级医疗机构。甘肃省互联网医院自开业起一年内连接了 200 多个乡镇卫生院，与武威市肿瘤医院、酒钢医院在内的七家市级医院实现 HIS 系统直连，实现了在线医嘱、电子处方、电子病历、检查检验报告和影像资料共享、远程诊疗、远程会诊、远程教学等线上医疗服务，医联体内每个月的远程会诊量达 300 多例，超过传统三甲医院一年远程会诊的总量。

（2）县域医联体

2016 年，乌镇互联网医院启动"'互联网＋县域医联体'助力分级诊疗千县行动"计划，援建千家县级互联网医院，在各个县市内建设医联体，为县域提供远程诊疗、远程会诊、远程转诊和云病历系统，帮助县级医院向上连接省、市级医疗资源，以及由微医平台覆盖的全国优质医疗和专家资源，向下连接乡镇卫生院、社区卫生服务中心和村卫生室，将县级医院提升为县内的专家医疗中心、协同诊疗中心、临床数据中心和检查检验中心，发挥县医院的城乡纽带作用，建立县域医疗卫生服务网络。通过线上线下结合的远程医疗，实现全国优质医疗资源向县级下沉，提高县级医疗机构的诊疗能力和服务水平。

目前，这种建设模式已经落地信阳市光山县、临汾市大宁县和永和县等地，帮助当地打通了"县、乡、村"三级医疗服务网络，开通了远程问诊、远程会诊、在线转诊、健康宣教等服务，通过互联网实现"大病不出县"。如郏县中医院依托县域互联网医联体，通过与乌镇互联网医院对接，建立上下联通的"健康枢纽"，向上可连接全国 2700 多家医院、28 万多名医生，向下与 14 家乡镇卫生院、377 所村卫生室相连，形成上下贯通、紧密互联、无缝衔接的互联网医联体，推动优质资源向基层倾斜、下沉，增强基层医疗机构服务能力，有效缓解"看病难、看病贵"的问题。

（3）互联网专科联盟

微医以专科为切入点整合领域内的专家资源，开展互联网医院平台建设、信息系统连通、诊疗设备配置以及后期的运营和管理，让专科联盟内的专家通过线上平台开展医院与医院间、医生与患者间的远程诊疗、远程会诊、电子病历共享、在线医嘱、电子处方、远程医疗教学等互联网医疗服务，围绕专科搭建起纵向的互联网医联体，真正地实现优质专科诊疗技术下沉，提高服务的可及性。目前，微医在神经、骨科、肿瘤、耳鼻喉和中医等学科启动了互联网专科医联体。例如，北京天坛医院神经系统专科联盟连接了 31 个省市的 79 家成员单位，形成了辐射全国的神经学科互联网专科联盟；广东省中医院的中医医联体覆盖全国 120 多家基层中医医疗机构，将广州中医药大学的知名中医资源下沉到宝安、梅州等地区，实现中医专家价值最大化。

2017 年 7 月 8 日，全国范围内首个围绕肿瘤学科成立的互联网专科医疗联盟——微医—医邻肿瘤医联体协作平台暨乌镇互联网医院医邻肿瘤中心在上海启动。当日，陕西省商洛市洛南县医院、江西省赣州市南康区第一人民医院、陕西省第四人民医院、陕西省铜川中西医结合医院、江苏省宿迁市肿瘤医院、四川省成都航天医院共同加入微医—医邻肿瘤医联体，并签订肿瘤诊疗技术帮扶的战略合作协议。微医—医邻肿瘤医联体协作平台成立后，与医邻网已经建立广泛深入合作的国内外数千名权威肿瘤专家，将依托远程诊疗、远程会诊、远程转诊、远程培训、云病历、云药房、云检查检验和支付结算八个子系统组成的微医医联体系统，打造肿瘤领域权威专家智库。肿瘤医联体协作平台向上可联合知名肿瘤专家，向下可连接基层医生和患者，提供线上问诊、远程会诊和患者教育等互联网医疗服务，充分实现肿瘤专家的价值，提高优质医疗资源的可及性，提升基层的肿瘤防治能力。

2. 互联网＋AI，为基层医疗赋能

（1）专科专病

乌镇互联网医院是一个专科常见病种先进诊疗技术集成平台与提供商（见图 10-1）。以云 HIS 为载体，通过互联网和 AI 智能技术，针对眼科（白内障超乳、飞秒）、肝胆结石（EST、ERCP、PTCS）、肝病（TACE、RFA）、

微创妇科、微创泌尿外科、微创普外科等 180 种以上专科常见病种，结合领域内顶级专家的诊疗经验，整合专科医生集团的领先技术，组建多层次专科医疗供给侧。将诊断、手术、用药和随访标准化，形成专病治疗的标准化诊疗流程，将服务软件化、软件硬件化、硬件设备化，面向县市医疗机构提供标准化的先进设备、诊疗技术、运营和管理服务包，建立精细化运营的专病社区，打造专病诊疗新体系，从而实现先进诊疗技术的标准化与广覆盖，打破医院围墙，切实提升基层医生的效率和诊疗能力，从而努力实现"专病诊疗不出县"的目标。

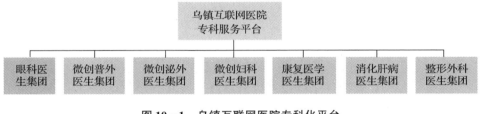

图 10 - 1 乌镇互联网医院专科化平台

（2）微医全科中心

微医全科中心是基于互联网平台、由中美医疗团队按照国际医疗服务标准（JCI）和美国医疗信息与管理系统学会（HIMSS）信息化标准建立的实体健康组织，秉持"全人全程全家、专业专注关爱"的服务理念，为家庭、企业和社区提供基础医疗服务。微医全科主要采取会员式服务，为会员提供一体化的健康管理服务。依托互联网平台和移动医疗技术，微医全科中心可以为会员及其家庭成员建立个人专属健康档案，提供包括个人健康计划制订、疾病诊疗、健康咨询、慢病管理、国内外转诊等不限次数的十余项免费服务。通过连接乌镇互联网医院线上平台的优质、丰富的医疗资源，微医全科中心致力于成为分级诊疗的中转站和亿万家庭的"健康守门人"。2017 年 3 月，微医首家全科中心在杭州萧山启动，占地 2400 平方米，设置了儿童健康中心、女性健康中心、老年关爱中心、全科服务中心、医学检验和影像中心以及妇产科、儿科、口腔科、中医科、皮肤科、心理科等多个科室，并配备了CT、DR等医疗设备。开业半年，杭州萧山微医全科中心就已积累了500多名年费会员。未来三年内，微医计划采用自建、合作、托管、加盟等多种模式，在全国建立100家连锁全科中心。

统计数据显示，发达国家全科医生占医生总数的30%以上，有的国家甚至接近或达到50%。截至2017年年底，我国全科医生人数为25万，仅占医生总数的7.5%，与发达国家存在较大差距。除建立全科中心外，微医还致力于全科医生人才的培养。微医全科中心汇集了30多名专职全科医生，与国内全科医学权威专家祝墡珠教授合作建立了第一个全科学院，并成立全科医学基金，集合专家资源，打造标准化的全科医生培训体系。2017年4月，微医全科学院线上平台开通，以优质全科医学教育内容为核心，通过专业的运营团队和远程培训系统，帮助更多基层医生在不脱岗的情况下即可获得规范化的培训服务。除此之外，微医全科中心还建立了国际远程会诊中心，通过实际案例教学，与国内外专家通过远程会诊来巩固和夯实全科医生的诊疗基础，弥补了全科医生在某些专业领域的不足。

（3）多场景智能健康终端，服务载体新升级

依托互联网和AI智能技术，微医智能健康终端系列产品实现了移动、家庭和机构等多场景下医疗服务与终端设备的深度融合，主要包括家庭智能终端微医通、智能医务室和云巡诊车。微医智能健康终端与用户的云化健康档案建立系统连接，通过可穿戴设备和智能健康终端，检测数据实时上传，持续监测用户生命体征，进行全过程的健康管理，实现了从"被动医疗"到"主动健康"的转变，有利于促进用户和家庭的健康维护和预防，提升健康管理水平。

微医通可以连接胎心仪、耳温枪、内窥镜、血压仪和血糖仪等智能健康

设备，为个人、家庭和机构等多场景用户提供体征监测、在线问诊、预约挂号、名医推荐、健康管理等服务。只需轻轻一按，30秒内就能连线医生。对于常见病，可以直接视频问诊，医生通过系统显示的相关检测数据给予在线指导；对于急危重症，可由家庭医生协助预约或转诊，在服务网点或基地便捷就医；对于疑难杂症，还可以通过乌镇互联网医院平台联通北上广或海外医院实现远程会诊，在满足用户全方位的医疗需求的同时助力分级诊疗落地。

目前四川、新疆、浙江、陕西、云南、贵州、重庆、湖南等地的微医通总预订量超过200万台，微医通给居民带来了实实在在的便利。乌镇浮澜桥社区的周太婆说，两岁的曾孙女一感冒就爱发烧，以前全家人经常抱着孩子半夜开车去30千米外的桐乡就医。现在有了微医通，全家人有不舒服的症状时都会先在网上问问，方便、省时、省力。不仅如此，微医通还多次在高铁等医疗资源获取不便的户外，通过远程视频问诊参与突发抢救，为保障国民的健康又建立起一道有力的屏障。

智能医务室是微医针对企业、学校、社区、养老等各类机构，自主研发的一站式医疗健康服务系统。微医全科医生可以通过视频方式连接用户，进行面对面问诊，智能一体机外接设备能够进行身高、体重、体温、体脂、血压、血氧、血糖、心电、耳镜、皮肤、口腔、尿检等项目的检测。医生依据问诊和检查结果进行诊断，开具电子处方，用户可凭借收到的取药码短信，在智能药柜购买药品。这一过程中，智能医务室不仅为用户提供全流程的医疗健康服务，更能为不同机构的医疗需求提供便捷化和智能化的解决方案。

云巡诊车由微医自主研发，目前已经服务了2600万基层用户。车上装有生化分析仪、心电图等基本的医疗设备，能够进行体检、B超、心电图、血常规等7个大项、49个小项检查，并与用户的健康档案实现了系统连接，通过检测，个人健康信息和化验结果等数据会同步传输到家庭医生签约服务平台、政府监管平台和用户端。用户通过移动客户端即可查询相关信息，进行健康管理，也有利于相关部门对百姓健康状况的监管。云巡诊车打通了基层群众就医服务的"最后一公里"，构建起数据共享、资源纵向流动的多元协同机制，已成为基层智能化医疗服务体系的亮点。云巡诊车在郏县落地，全县14家乡镇卫生院配备了云巡诊车，家庭医生签约46.67万人，达到80.88%的签约覆盖率，6988名贫困群众已全部实现签约建档，有利于实现精准对接基层百姓就医需求，提高基层医疗卫生服务能力和效率。

（4）互联网+AI助力医疗智能升级

智能医疗应用将顶尖医学专家的知识和诊治经验快速复制，辅助基层医疗机构、医生开展诊疗，有利于提升基层医疗服务能力和效率。2017年11月15日，微医在首届智能医疗大会上发布了睿医智能医生和华佗智能医生。

2017年3月25日，微医与浙江大学合作共建睿医人工智能研究中心，推进医学人工智能产学研一体化发展。睿医智能医生是研究中心研发的一款西医人工智能诊疗应用，经过一年多对百万份优质数据的深度学习，在肺小结节、糖网病、宫颈癌筛查、骨龄检测、全科辅助诊断等十余个专科领域已实现关键突破。其中，宫颈癌筛查准确率、敏感度超过临床医生；骨龄一岁以内准确率99%；肺小结节平均召回率92%；糖尿病视网膜病变分类的大部分数据集特异性达99%、敏感度达95%，达到了国际领先水平。

华佗智能医生是微医研发的中医辨证论治系统，以辨证论治为核心思想，融合1441条证型、1528条药物禁忌、数千条处方、上万条知识条目于一身，凝聚成一套涵盖疾病证型、治法、体质、处方、配伍的云化解决方案，像一位睿智博学的知名中医指导辅助基层中医开方，同时还能够智能地根据每个患者情况临证加减。华佗智能医生已覆盖超过1200家医院，累计处方量超过330万人次，成为全国广泛应用的基层医生的"云端中医大脑"。据报道，杭州米市巷社区卫生服务中心自2016年接入这个"云端中医大脑"后，中医药服务量大幅增长，中药饮片和非药物治疗的服务占比从最初的不足30%提升到近 50%。

（5）互联网平台助力医学教育与培训

自 2016 年开始，微医联合上海泰福健康管理学院、上海全科云堂、上海聚优和上海健康促进中心，通过互联网的优势，以"扶贫扶智"的实际行动、以远程互联网和闭环式的管理模式，针对云南省永善县乡镇卫生院医生和村医共 1000 余人，进行了四期提升基层医生实用型诊疗基本技能和基层慢病管理综合能力培训，主要包括临床适宜技术培训、慢病管理专题培训、急诊急救专题培训和中医综合适宜技术培训，成功地开创了"互联网 + 医学"教育扶贫乡村医生、全科医生模式的先河，成功探索了一条提升基层医生慢病管理能力、慢病诊治能力以及增强健康管理技能和人才梯队的建设和实践的创新之路，有利于从根本上提升基层医生的诊疗能力。

除此之外，微医与中国改革发展研究院责任有限公司和珠海怡华通投资有限公司联合创办了中国首所健康管理大学——海南健康管理职业技术学院，学院采用学历制和非学历制教育相结合的方式，探索教学和产业融合的"订单式人才培养"模式，致力于培养既有基础理论知识，又有实际动手能力的专业化人才，实现学校教育与就业、课堂理论教育和实习实训基地无缝衔接。2018 年 9 月，学院正式启动全国统一招生，开设老年保健与管理、健康管理、健康旅游管理（健康旅游方向）、食品质量与安全、食品营养与检测五大专业。首批招收的 235 名学生全部采用一站式订单培养，毕业后将在健康管理行业实现直接就业。海南健康管理职业技术学院的成立，标志着微医全力推动的"四医联动"体系中，"医教"环节有了坚实的核心支点。

3. 高效赋能三医场景，促进三医联动

医疗、医药、医保之间互不相通、联动不足，是中国医改体系之"痛"。微医致力于基于互联网建立有效的医疗资源供应网络，进而深度打通医疗、

医药和医保，实现三医联动。2018 年 4 月，微医牵头发起全国处方共享联盟，2018 年 11 月 9 日，微医、海西医药交易中心、易联众三方联合创建了三医联动平台（简称"三医联"）。三医联有三个组成部分，一个是药采平台——海西医药交易中心，连接着药品生产企业和药品零售端；中间是微医承建的处方共享平台，它连接着医院的医生、患者、药店和上游药品供应端；易联众是支付端的医保支付平台，体现了三医联动的本质。三医联致力于打通医疗、医药、医保之间的技术壁垒，通过协同全国的医疗机构、医药企业、零售连锁药店、互联网医疗企业共同参与，深度应用互联网、大数据和人工智能等技术，实现数据、标准和业务逻辑的统一，共同打造实现医疗、医药、医保联动改革的运营和服务平台，发挥三方"1＋1＋1＞3"的优势，构建以居民个人健康为中心的医疗服务体系。

微医还联合浙江大学、中国人民解放军总医院（301 医院）利用大数据和人工智能技术，赋能传统 DRGs，开发智能 DRGs 系统。利用医、药、保数据综合测算支付方案和定价策略，将 DRGs 分组更加细化，分组范围扩展到门诊等其他诊疗过程中，基于 DRGs 提供符合诊疗全过程的监管控制，利用知识图谱建立审核机制，规范医疗，并提供动态临床路径以支持医院规范化管理诊疗，整体提升医保的经办水平和经办效率。

三、乌镇互联网医院的运营模式探索

微医目前的主要业务包括微医云、微医疗、微医药、微医保四大板块，乌镇互联网医院平台日均接诊量超过 8 万人次，成为全国最大的分级诊疗平台。

1. 微医云

2017 年 11 月 15 日，全国首个开放的、专注于智能医疗的云平台——微医云在国际智能医疗大会上发布，它是最底层的技术平台，是微医疗、微医药和微医险三大业务板块的基础，深度连接了医院、医生、患者和医药险产业等多类医疗服务供需场景，提供包含互联网医院、互联网医联体、家庭医生签约、云药房、区域健康大数据平台、"互联网＋医疗"便民服务、区域云HIS/LIS/PACS、区域云电子病历等在内的数十种智能医疗云和医学人工智能解决方案，标志着微医从互联网医疗平台发展成为智能医疗平台。微医云打破了医院的围墙，将推动数据协同、人力协同和资源协同的实现，从而提升医院和医生的诊疗能力，与药企、保险企业等机构打造医疗健康产业链，提升医疗机构业务效率，降低医疗风险，逐步完善医疗卫生服务体系。

2016 年 5 月，黑龙江省卫计委与微医签约启动黑龙江"互联网＋医疗"合作项目，建立了省级的区域人口健康信息管理平台，从云健康大数据、云影像、云检验、云电子健康档案、健康云卡等五大平台切入，构建了全省人口信息、电子病例和健康档案等三大基础数据库，成功实现了与国家卫生信息平台的对接，连接了省内 71 家重点医院，覆盖全省 3800 多万人口，为黑龙江城乡居民提供家庭医生签约、远程医疗、精准预约、医患在线沟通、一站式支付等便民服务，实现了人口健康信息资源管理服务效益最大化。2016 年 10 月，四川省卫计委与微医合作共建四川微医互联网医院，双方将联合推广居民健康卡云卡，记录和监测居民全生命周期的健康信息，致力于造福 9000 万川蜀百姓。随后，微医还承接了"温州市区域医疗协同平台""桐乡家庭医生签约管理服务平台""天坛神经系统疾病专科联盟"等多个地区类政府项目。据《2016 年药品流通行业运行统计分析报告》显示，黑龙江省的医药市场为 195.4 亿元，而四川省则超过了 600 亿元。有分析人士指出，保守估计，微医的云平台项目已影响到 800 亿元的医药市场。

2. 微医疗

以微医云技术为驱动，微医面向亿万家庭和千万机构打造了由"基地、网点、终端"三层服务体系组成的新型医疗服务体系——"微医疗"（见图 10-2）。微医疗是微医最核心的业务板块，积累了业内领先的医疗业务场景，标志着全方位守护居民健康的中国式医疗保障模式逐渐成形，使其医疗服务能力实现立体化升级。

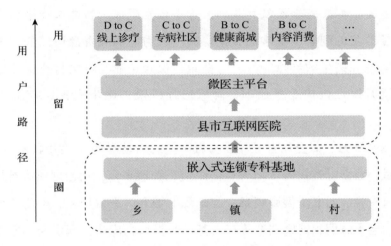

图 10-2 微医疗——新型医疗服务体系

微医对外公开数据显示，截至 2019 年 3 月，微医已与全国 30 个省的 2700 多家重点医院、28 万名医生实现连接，成功打造了优质医疗资源的互联网集成平台，建立了包含互联网医院、医联体在内的 100 多个区域医疗服务基地，搭建了包含微医全科中心、社区卫生服务中心和药诊店在内的近 2 万家覆盖全国的医疗服务网点。针对个人、家庭和企业等用户，由微医 APP 和微医通组成的软硬件智能健康终端已帮助超过 1.91 亿的实名注册用户和 200 多万家庭获得"全员、全程、全家"的医疗健康服务。微医云巡诊车已经服务了 2600 万基层用户，智能医务室也在快速落地。

通过智能健康终端，用户一键即可呼叫医生，并获得健康数据监测、在线问诊、在线购药、在线支付等全流程的医疗健康服务。微医董事长廖杰远表示，未来50%的医疗健康服务可以在家享受，35%的疾病可以到附近的网点就医，大概15%的疑难杂症需要转诊到服务基地，真正帮助亿万家庭实现了从"被动医疗"到"主动健康"的转变，有利于全面提升居民的健康管理能力。

3. 微医药

线下定价体系和线上开展服务项目的限制决定了纯线上的诊疗服务能够带来流量，但很难实现规模化营收，打通医和药无疑是实现盈利的有效途径。

微医药板块以患者为中心，通过医联体"云药房"业务主动承接医院用药需求；以处方共享平台为依托，连接医院信息系统、药品流通配送系统和医保结算系统，承接国家要求的处方外流业务，实现医疗、医药、医保的信息共享应用，优化了药品流通供应链。2016年3月，乌镇互联网医院在"互联网医疗＋药店"峰会上发布"百万接诊点延伸计划"，通过乌镇互联网医院医疗资源和服务能力赋能药店，建立"药诊店"，颠覆式升级药店业。"药诊店"能够显著提升药店的服务能力。以漱玉平民大药房为例，每天约有2000多张处方，从乌镇互联网医院输出到双方合作的700多家门店中。2017年11月，微医智能健康系列终端发布，2万家"药诊店"升级为"智慧药店"。通过智能终端及其他辅助硬件设备，智慧药店将具备预约挂号、在线诊疗、电子处方、检查检验四大功能，成为百姓家门口的健康中心，获得了流量、利润、价值三方面增长。截至2019年3月，乌镇互联网医院智慧药店数量已经超过2万家。

4. 微医保

乌镇互联网医院借助大数据和云计算技术，规模化连接医疗机构与金融机构、保险机构及医保，打造了智能医疗与金融保险服务有机结合的健康险服务平台，帮助金融保险机构拓展业务场景、提升服务能力，促进医疗、医药、医保联动。

目前微医已与人保健康、众安保险、泰康人寿等 30 多家保险机构就健康管理、医疗服务和保险电商等开展了业务合作。互联网 + AI 的应用，有利于提高健康险公司的服务能力，提高整个就医过程中医保的使用效率。2017 年3 月，乌镇互联网医院联合众安保险推出首个互联网医院门诊险，为健康险配置了健康管理能力。2017 年 9 月，为北京华信医院打通商保快速理赔通道，理赔周期由原来的 2—3 周缩短至 2—3 分钟。2017 年 9 月，乌镇互联网医院四川分院——四川微医互联网医院率先实现了互联网医疗服务的医保在线支付，四川省居民不出家门就能享受在线问诊、在线处方、药品配送和在线医保账户支付服务，明显提升了医保的使用效率。

微医通过梳理整个医药产业链，构建新型中国健康维护组织（Health Maintenance Organization，简称 HMO）体系。微医以用户健康为中心，提供"线上 + 线下""全科 + 专科""全人 + 全程"的主动医疗健康服务，实现医疗、医药、医保和医教四医联动。医疗强基层，搭建"基地 + 网点 + 终端"的医疗服务网络，上下级医生分级诊疗协作，专病诊疗服务包赋能基层，AI辅助诊断提升基层医生的诊疗能力，实现留得住、接得牢；医药促分离，处方共享平台促进处方外流，云药房直连药企与患者，实现药品零库存，智能审方前置，合理用药和降低药价，促进医药流通产业链的良性发展；医保降增速，在线医保结算，社保商保结合，重管理重预防，提升健康水平，降低社保支出增速；培养健康管理人才，开展全科医生、乡村医生培训，提升基层医务人员水平，筑牢"健康中国"战略人才网络。

四、乌镇互联网医院的盈利模式分析

互联网医院能否实现移动医疗的盈利闭环和商业模式的根本突破？乌镇互联网医院似乎给出了他们答案。

1. 乌镇互联网的核心价值

乌镇互联网医院通过云 HIS 底层技术平台对医疗产业形成聚合，构建了多层次的医联体矩阵、多病种专科产业链和 AI 产业链，从而促进优质医疗资源下沉，提高了医疗效率和医疗服务的可及性，有利于消费体验的优化升级，因此互联网平台是乌镇互联网医院核心价值的核心载体。

2. 乌镇互联网医院的竞争力

乌镇互联网医院通过互联网和 AI 技术，将眼科、微创妇科、微创泌外和微创普外等专科适宜病种诊疗流程标准化，面向县/市中心医院医联体，线上提供在线诊室、专家团队、在线协作、在线转诊和实时会诊，线下提供出诊、手术、技术规范、标准科室建设、临床路径输出、带教指导和绿色通道。乌镇互联网医院以云 HIS 为载体，以 AI 为工具实现了先进诊疗技术的标准化与广覆盖，将顶级专家的时间价值最大化。

3. 乌镇互联网医院主营业务

在"互联网＋医疗"领域多年深耕，乌镇互联网医院积累了包括 2700 多家医院 28 万多名医生在内的优质医疗资源，同时与华佗工程、中华医学会和中国医师协会等组织建立了密切的合作关系。在资源整合和利用的基础上，乌镇互联网医院成了全国示范中心、专科标准输出中心和带教中心，是互联网医疗的接待窗口和宣传窗口。那么如何使资源变现呢？乌镇互联网医院面向三乙医院和二甲医院提供标准化的诊疗技术、先进的智能化诊疗设备、运营管理和人文建设，从而实现合作共赢（见图10－3）。

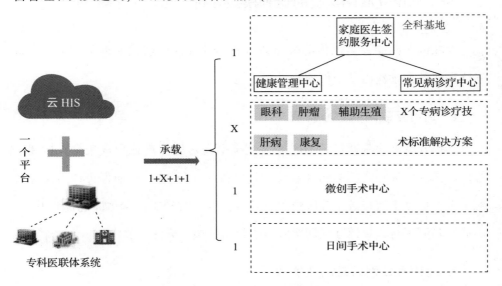

图 10 – 3　乌镇互联网医院的核心产品

讨论：互联网医院面临的困难与前景

随着互联网医院的政策管理新规出台，互联网医院又成为行业发展的热点。业内分析指出，乌镇互联网医院目前的成功主要是借助国家推进"互联网＋"行动以及推进分级诊疗制度和医联体建设的政策东风，离不开政府的支持。但从长期来看，这种成功模式不仅难以复制，也有人关心其是否能长期持续。

未来随着互联网和医疗行业的不断发展，互联网企业和医院还要在长期拉锯关系中不断地寻找新的平衡，有很多问题还有待在实践中寻求答案。如对于偏远地区的患者来说，远程会诊需求迫切但服务昂贵，并且目前大部分会诊不纳入医保体系，能够自费承受的患者有限；各地的会诊资源和价格不一样，医保体系的保障范围、报销比例和技术接口也都不一样，给远程医疗这样需要跨区域合作的服务带来极大挑战。

互联网医院与实体医院，尤其是占主导地位的公立医院的关系也是一大挑战。对于公立医院是否发展互联网医院以及是否允许本院医生参加互联网医院的业务，问题核心是对自身利益的考量。对于互联网医院能够为公立医院导流和扩大总体营收的服务项目，公立医院表示欢迎；但对于不能为其补充缺口甚至产生利益冲突的模式，公立医院能否支持？

另外，目前互联网医院通过自建药店或与指定药店和医药电商进行合作，这只是将药品利益链条从院内搭建到院外，与政府一直想要解决以药养医、医药分开的思路并不完全一致。

一切技术的价值在于应用，一切应用的价值在于还原业务的本质。互联网医疗的本质，无疑还在于医疗本身。互联网医院与传统实体医院的最终关系不是竞争，而是互为补充。互联网医院要充分发挥自身特色和优势，利用互联网和 AI 智能技术，促进常见病种医疗服务的标准化，更多地提供远程诊疗、远程会诊、复诊随访和健康管理等服务，为百姓提供更加便捷和个性化的精准医疗服务。

从信息化医院到网络医院再到互联网医院，互联网企业和医院在碰撞和融合中不断调整与发展，无论互联网医院是不是未来医疗行业的最终形态，"乌镇互联网医院模式"都具有里程碑式的意义。尽管目前其依然存在很多的问题，但作为新兴事物，总要有一个探索和发展的过程，我们可以清楚地看到乌镇互联网医院在优化就医流程、改善患者就医体验、提高医疗服务效率和可及性、降低医疗费用等诸多方面起到的积极作用。在互联网＋医疗产业发展的初期，探索与创新的过程中存在争议和阻碍无可避免，但毫无疑问，探索本身就是一种进步。

（侯胜田　杨思秋　刘娜娜　张若楠　李　享）

第十一章　新乡雅仕杰医学检验所：
服务"最后一公里"

一、新乡雅仕杰医学检验所介绍

1. 概况

新乡雅仕杰医学检验所是北京雅仕杰集团与新乡医学院联合创办的独立医学检验所。北京雅仕杰医疗集团定位于构建中国区域医学检验分级诊疗模式，打通医学检验服务"最后一公里"，让基层老百姓在家门口享受三甲医院的检验水平和完整的基层医疗服务，打造了基层医疗机构"基层样品采集中心"项目。

新乡医学院医学检验技术专业在中国科学评价研究中心、武汉大学中国教育质量评价中心和中国科教评价网联合发布的《中国大学及学科专业评价报告（2018—2019）》大学本科专业排行榜中位居全国开设医学检验技术专业的121所高校排名第九。实验室由新乡医学院副校长、中国免疫学会常务理事王辉教授和新乡医学院检验学院副院长贺志安教授共同牵头成立，依托新乡医学院医学检验学院的临床、教学和科研优势，采用国际先进的独立实验室运营模式及质量标准，以"高端引领带动，普通服务基层"为宗旨，提供公正、严谨、便捷的医学检验服务。

2. 打通医疗服务"最后一公里"："基层样品采集中心"

（1）核心理念

长期以来，乡村基层医疗机构作为我国医疗服务的"最后一公里"，在医疗服务方面存在着：检测项目无法满足乡村居民日益增长的医疗需求；技术人员少、学历低，不能胜任现代医学检验要求；质量安全体系尚未建立；仪器维护不力；检测水平参差不齐；检测报告缺乏准确性等问题。

为了提高基层医生的实验诊断水平，更好地服务基层百姓，助力分级诊疗，检验所大力发展样本采集站项目，该项目通过对基层卫生服务机构人员进行教育、培训和技术投入等方式，拓展与提升基层机构综合诊疗能力；建立患者向上级转诊通道，在进入高等级综合医院就诊前，通过检验结果互认机制，将相关医学检验提前完成；为基层医疗机构实现首诊、上下转诊、院后/慢性病管理过程提供准确、可靠、快捷的医学检验数据。

（2）覆盖范围

目前，已在新乡地区布局了五个样本采集站，覆盖百余家诊所。

①祥和社区样本采集站（新乡县古固寨镇）

②合河社区样本采集站（新乡县合河乡）

③弘泰社区样本采集站（新乡市牧野区）

④新辉社区样本采集站（新乡市卫滨区）

⑤延津西街样本采集站（新乡市延津县）

（3）运行模式

采取多元化医疗服务，以"样本采集站"为平台深入落实到基层，为基层诊疗提供快捷、精准的检测数据，使基层医疗服务精准化，推动基层医疗能力提升与综合发展，为慢性病患者单病种、多病种管理有效实施提供基础。如图 11 – 1 所示。

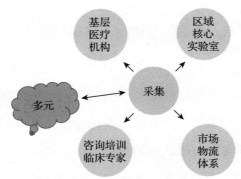

图 11 – 1　样本采集项目运行服务要素

①区域核心实验室：包括自建实验室、共建实验室、合作医院实验室等。

②基层医疗机构：广泛的覆盖人群（2 万人以上）、良好的业务能力和社会影响，对于所覆盖区域基层医生的感召力。

③专家与咨询培训团队：对于基层医生的培训、针对病种检测项目的选择与检测结构的解读，以及临床医生对于基层医生的诊疗指导。

④有效而专业的冷媒/物流体系：多形式并存，严格的监管机制，准确及时完成样本传输。

⑤多元化合作机制：多方共赢的合作模式，推动项目及基层医疗的快速发展。

以共建实验室为区域核心实验室，并凭借样本采集中心（快速反应实验室）提高对基层医疗服务机构的辐射作用。如图 11 – 2 所示。

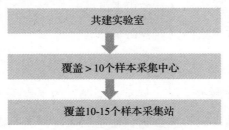

图 11 – 2　样本采集项目架构

（4）样本采集站（中心）设计

1）职能

样本采集站（中心）不是简单理解的采集/收集样本，而是以高水准医学检验服务医疗基层、服务基层百姓。通过培训基层医生对检测/监测项目的了解，使其熟练掌握报告单解读，在诊疗过程中做到对症诊治、精准医疗，控制已知疾病，发现潜在疾病，着重做好慢性病管理，提高区域整体诊疗水平，开展患者就诊/院后管理，开通转诊绿色通道。

2）样本采集站选择途径

乡镇村落卫生服务站/诊所：选取的标准为远离规模化医疗机构，从医者在诊疗能力、技术手段应用等方面存在严重缺失；医疗服务职能单一，缺乏系统及科学诊治手段，对于辅助诊断的需求迫切；基层医疗服务机构需要完善首诊、慢性病管理、院后管理等职能，以及规模医疗机构的委托与指导，从而实现分级诊疗的概念；与高等级医院合作，完成双向转诊绿色通道的建立及其功能的实现。

城镇社区：选取的标准为以常见病、慢性病及院后管理为基本职能，从医者诊疗能力相对较低，技术手段依赖规模化医疗机构，存在因所需要技术手段不足而造成病员严重转移；慢性病管理流于形式，缺乏合理有效的管理手段，对于病员管理严重不足；慢性病及院后患者指标监测能力有限，需要系统化的介入。

药店、核心区域：围绕药品采购所体现出的周边百姓在病种分类、年龄性别结构、诊治周期、病程管理等方面的统计数据分析，对项目开展具有合理的导向作用。充分发挥药店对周边区域的覆盖和影响力，发挥药店自身及其与周边不同类型基层卫生服务机构的横向联合。

医疗机构周边：包括基层卫生服务站、诊所等。在医疗机构临床检测"处方式"管理实施之前，以高端项目、非常规检验项目及院方不能检测的项目为主。

交通枢纽：相对人员密集，因交通方便，附近百姓有专程做检验及诊疗的需求。

商业中心地带：商业中心地带交通便利、人口密度大，POCT 作用明显。

运动健身中心：与运动健身中心的合作，群体需求，形体、减肥、健美等，检测身体健康状况的改善。

3）样本采集站（中心）选择要求

基于近 20 年医疗行业经营资源，围绕区域核心实验室（自建、共建、合作实验室等），在辖区内选择基层医疗机构为合作对象，建立样本采集站（中心）。

样本采集站（中心）以城区社区/乡镇为行政区划，覆盖人口 2 万人以上。

合作对象主要包括社区卫生服务中心（站）/乡镇卫生院/各类诊所（室），具备相对较高诊疗能力，学习和进取能力强，具有广泛影响力的基层医生。通过样本采集站（中心）影响和带动基层医生对于医学检验重要与必要认识的提升，提高诊疗能力，实现对基层百姓医疗服务更为广泛的覆盖。

4）样本采集站形象设计：统一形象设计，一致性基本要素（如 LOGO、色调等）。根据实际情况，对所选择的样本采集站进行不同程度的改建，营造人性化温馨的样本采集环境，使百姓摆脱既往对医院的畏惧感，如图 11－3所示。

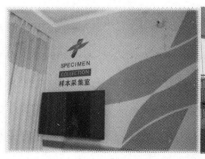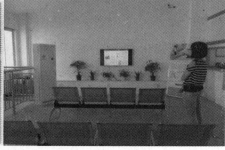

图 11－3　样本采集站的统一形象与环境

5）规范化管理与标准化建设，保证检验质量：如基层卫生服务机构建设 SOP 文件、样本采集站管理文件、样本采集室样本采集标准化流程、样本采集室 POCT 设备管理文件、信息化管理、专业化医学物流等。

6）样本采集站项目工作重点：充分利用医联体资源，以慢性病管理为龙头，全面贯彻分级诊疗、分段治疗、双向转诊、上下互动原则。逐步健全慢性病管理档案，实施慢性病管理方案，选择重点病种参与患者检测、管理的具体过程中。完善样本采集站运行管理队伍建设，逐步向"店长制"模式过渡。严格质量控制管理，确保项目的平稳运行。

二、医学检验助力分级诊疗发展

1. 搭建发展平台，推动基层医疗机构发展

医学检验是基层医生提高医疗服务能力最便捷、最有效的手段，检测/监测数据成为决定基层医疗机构健康发展的决定性因素。因此，新乡雅仕杰医学检验所为样本采集中心配备基础检验设备（血液分析仪和尿液分析仪等），同时通过对基层医生进行培训和指导，使其学习和掌握更多医学检验知识，从开具"检验项目申请单"到看懂"检验分析报告"，使其成为基层患者"首诊""分诊"的专家，推动基层医生综合诊疗能力。

2014 年至今，基层样品采集中心共计有 21 家，每家基层样品采集中心免费投放血液检测仪和尿液检测仪，部分有能力的中心增加免费投放尿沉渣检测仪、CRP 分析仪等，基本满足日常诊疗所需常规项目的医学检验项目检测。

为改变基层医生医学检验知识匮乏，以及对于医学检验在诊疗活动中重要性认识不足的现状，可以分两个阶段展开工作。

第一阶段采用对基层医生的"区域化"的培训模式。从整体医学检验基础知识和基本项目临床指导性意义角度进行"扫盲"，同时搜集基层医生对于

医学检验的具体需求，并归纳分析，为"基层样本采集中心"选址和下一阶段针对性培训做好铺垫。培训次数根据所覆盖范围和基层医生数量安排。每场培训时间为半天，人数限定在100人以内。

第二阶段对于每个基层样品采集中心所覆盖的基层医生采用"阶梯式"培训模式，即前期"月巩固培训"逐步过渡到"季度提升培训"。随着基层医生对于医学检验知识掌握和实际应用能力的逐步提升，围绕"项目专题"/"病种管理专题"进行针对性培训。

通过对基层医生的培训，组建基层医生联盟，形成凝聚力，建立基层医生微信交流群，形成相互交流共同提升的氛围，并在此基础上，将高等级医院医生纳入微信平台，对基层医生及时给予诊断、治疗方案的指导，不断提高基层医师的综合诊疗能力。同时以医学检验检测数据作为"双向转诊"的重要依据之一，上级医疗机构与基层医疗机构积极合作，按疾病病程制定医疗机构之间合理治疗阶段，建立合理有效的分级诊疗制度，充分发挥基层医疗机构自身诊疗职能，方便患者就医。

自2016年以来，新乡雅仕杰医学检验所举办社区医生临床检验诊断技能培训班，通过多场次讲座对新乡市区100多家社区医疗卫生机构的医生和工作人员进行轮流培训，拓展社区医生开展医学检验项目范围，提升其诊疗能力，有效促进分级诊疗。如由新乡医学院分子诊断与医学检验技术河南协同创新中心主办，医学检验学院、新乡雅仕杰医学检验所共同承办的社区医生临床检验诊断技能第三期培训班中，来自新乡市区社区医院、乡镇卫生院和诊所的近50名医生参加了培训。在系列培训班上，新乡医学院医学检验学院教师贺志安教授等几位老师分别就糖尿病、高血压、肿瘤标志物检测和甲状腺疾病等医学检验相关知识开展了讲座。授课老师还就参加培训人员工作中遇到的具体病例进行了探讨，并利用便携仪器现场进行糖化血红蛋白的检测演示，使学员受益匪浅。

据了解，新乡雅仕杰医学检验所作为河南省分子诊断与检验技术协同创新中心的实验平台之一，充分发挥社会服务功能，为新乡市区基层医疗卫生机构提供高质量、低价位的上门医学检验服务，在两年时间内收到了显著效果。

其中卓有成效的是针对社区医生的临床检验技能培训，实验室依托新乡医学院及附属医院教学和临床资源，采用举办培训班、开展讲座、组织附院专家下乡义诊等多种方式培训社区医生，大大提高了社区医生的诊断水平，其中，高血压、糖尿病、甲状腺病等常见病都可以在社区实现规范化管理，肿瘤、血液病可在社区提前发现并及时转诊，甚至一些罕见病都能在社区被及时诊断。如祥和社区的李法江医生几年来共诊断出血液病一例、系统性红斑狼疮等自身免疫病五例以上，近期又诊断出一例罕见病——横纹肌溶解综合征。

社区医生诊疗能力的提高，既是他们自身努力的结果，也与人性化的培训和实验室提供了实验诊断依据有密切的关系。

2. 围绕基层样本采集中心（站），建立医联体共享服务平台

新乡雅仕杰医学检验所围绕样本采集站，建立医联体，协同三甲医院医生，由基层医疗机构组织群众参加义诊活动，提升基层百姓健康意识和对医生的依从性；三甲医院指导专项义诊活动，建立起特定病种、慢性病监控与管理体系；医学检验从筛查到专项检测，全面介入基层健康筛查与基层卫生服务和管理工作；开始形成上级医院——核心医学检验中心——基层卫生服务机构（样本采集站）的医联体模式。

（1）义诊活动服务群众，提升基层百姓健康意识和对医生的依从性

2016年6月，新乡老年康复医院联合新乡雅仕杰医学检验所为园区老年人开展了免费健康检查活动。本次体检的老年人年龄大部分在75—85岁之间，其中年龄最大的是106岁，大多数老人患有高血压病、冠心病、慢性支气管炎、脑梗死后遗症、帕金森病、糖尿病、慢性肾炎、前列腺炎、高脂血症、失眠、慢性疼痛和阿尔茨海默症等疾病。根据每位患者疾病状况不同，

新乡老年康复医院和新乡雅仕杰医学检验所的专家为他们量身定制了血脂、肝功、肾功、同型半胱氨酸、糖化血红蛋白、心肌酶、血糖、血常规和尿常规等近30项检查。随后新乡医学院第一附属医院内分泌科、中医科、妇产科、泌尿外科、肝胆外科、康复科和新乡雅仕杰检验所的专家对每个报告单进行了认真解读，与每位老人和家属做了深入沟通。通过检查，专家对超敏促甲状腺激素（TSH）、异常同型半胱氨酸增高等血象异常的老人提出了医疗建议。

2016年12月，在新乡古固寨祥和社区基层样品采集中心举办的"爱肝护肝月"活动中，新乡雅仕杰医学检验所联合新乡医学院一附院、新乡医学院三附院、新乡市中心医院、新乡新华医院的26位专家，共同举行义诊活动，活动数据见表11-1。

表11-1 "爱肝护肝月"活动数据统计

参检人数	平均年龄	超敏乙型肝炎病毒DNA检测（罗氏PCR）			乙肝表面抗原检测（罗氏化学发光定量）			肝功ALT检测（生化法）			甲状腺功能TSH筛查（罗氏化学发光定量）			尿液分析（干化学+有形成分）		
		受检人数	阳性例数	阳性率	受检人数	异常例数	异常率	受检人数	异常例数	异常率	受检人数	异常例数	异常率	受检人数	异常例数	异常率
992	58	93	73	78.49%	992	123	12.40%	992	51	5.10%	992	109	10.99%	992	749	75.50%

（2）"医联体"快速转诊"绿色通道"

通过样本采集中心一站式信息化管理，使医联体医院医生对基层医生指导性服务，以及临床/检验医嘱的执行与诊疗过程监管得以真正实施。医联体快速转诊"绿色通道"，使模式作用充分发挥，患者得到及时准确治疗。

（3）参与基层慢性病管理

样本采集站在慢性病管理体系中发挥检测/监测有效作用，对于不同病种、不同阶段的专项分析，使慢性病管理更加细化、更加数据化表达；充分发挥区域核心实验室（如第三方实验室等）强大的技术和综合能力优势，确保检测/监测数据的准确性；在基层医疗服务机构建立"样本采集站"，将高等级医学检验服务深入基层，直接服务于基层百姓；专业化冷链医学运输方式，及时将样本转运至区域核心实验室；检测报告的网络信息化传递，保证检测报告的及时性（见图 11-4）。

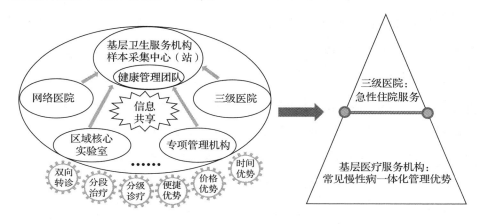

图 11-4 "医联体模式"参与基层慢性病管理

通过对数据的分析，患者病历记录本，结合超敏检测、肝功检测等指标，开始介入老年肝病患者的病程监测和转诊流程，逐步实现慢性病管理目标。

通过组织基层慢病筛查活动和日常检测/监测，提高了基层民众的健康和自我防护意识，基层医疗卫生服务机构就诊人群进一步拓宽，并通过基层医联体实现"双向转诊"，有效管控患者病程，成为基层患者转诊的"绿色通道"。目前，新乡市区所有三甲医院传染科，纷纷与"基层样品采集中心"建立友好对接，无论是在基层医生学习、培训、进修等方面，还是派医生下基层指导出诊等，全力配合各项工作，实现了医联体内肝病分级诊疗体系，逐步实现"基层样本采集"项目的预期目标。

结语

医学检验发展趋势将是标准化、自动化、信息化、临床化和人性化。独立医学检验中心的建设是完善医疗服务体系、降低医疗开支、提高医疗技术的重要举措，在医疗卫生领域发挥着极为重要的作用。

从国家医改政策的宏观角度来看，新乡雅仕杰医学检验所顺应医疗格局和国家新医改政策执行方向，医疗资源服务基层，缓解医疗过于集中和资源紧张的突出问题，通过缓解非正常的医患关系，有效缓解社会关系紧张的矛盾，通过对基层卫生服务机构人员的教育、培训和技术投入等方式，拓展与提升基层机构综合诊疗能力，变"患者跑"为"样本跑"。通过检验结果互认机制，将相关医学检验提前完成，为基层医疗机构实现首诊、上下转诊、院后/慢性病管理过程提供准确、可靠、快捷的医学检验数据。通过组织基层慢病筛查活动和日常检测/监测，提高了基层民众的健康和自我防护意识，使基层医疗卫生服务机构就诊人群进一步拓宽，并通过基层医联体实现"双向转诊"，有效管控患者病程，成为基层患者转诊的"绿色通道"，符合国家"分级诊疗"的指导思想。

当前，我国独立医学检验中心普遍面临着如何与区域医疗卫生信息平台对接的问题，即如何利用信息技术"连接、智能、体验"的三大特性，优化医疗健康资源分配、提升医疗健康资源使用效率、实现医疗健康数据互联互通，并在改善用户体验的同时创新医疗健康服务的产品类型与服务模式。如果能够很好地把临床医学检验中心嫁接到区域协同医疗卫生信息平台上，将成为医疗资源纵向整合的一种有效形式。

（徐元元　刘　妍）

第十二章　名医主刀医生集团：构建医患互动新模式

为了缓解大医院医疗资源紧张、基层医院资源闲置而催生的"看病难"局面，政府开始着力构建分级诊疗体系，促进优质资源下沉。在市场潜力和政策利好的环境之下，医生集团这一新型服务业态不断涌现，名医主刀医生集团（以下简称"名医主刀"）正是其中之一。为了促进医生集团发展，2019 年 4 月，济南市卫生健康委重磅发布了《济南市医生集团管理办法（试行)》，这也是国内首个针对医生集团发展的管理办法。可以预见未来将会有更多地方对于医生集团的发展给予更多支持和发展空间。

名医主刀成立于 2014 年，是国内最早的互联网医疗手术平台之一，在手术外科领域产业链布局最完整、签约多点执业外科医师最多。平台已签约了外科医师 3.3 万余名，占国内三甲医院副主任医师半数以上；辐射 10 万余名基层医生，与超过 1000 家基层医院开展过手术业务的合作，整合基层医疗机构 1 万余张空闲床位。名医主刀目前深度合作的建立紧密型专科医联体的基层医院预计在年底将达到 100 家，合作科室覆盖肝胆外科、眼科、妇科、疼痛科等 10 余个手术科室。

一、名医主刀商业模式分析

（一）名医主刀业务模式

到 2018 年年底，短短四年，名医主刀互联网手术平台已经完成了从 1.0、2.0 到 3.0 模式的业务升级。

1.0 版本即名医主刀互联网手术平台，用移动医疗手段解决看病难的问题；为超过 10 亿的二、三、四线城市的普通老百姓提供一个能够找到好医生、看好病的互联网专家平台。为患者提供国内外专家手术预约服务，最大限度地优化医疗资源配置，让每一位患者看好病；在无数的实践中，名医主刀创始人苏舒发现患者通过 1.0 版本预约专家需要支付预约费用，且很多患者受到各种条件的制约看不起病。为了解决这样的难题，名医主刀联合各种公益组织以及有识之士发起公益联盟，目的就是帮助那些看不起病的患者最大限度实现就诊。但是要解决根本问题，必须有更加有效的商业模式，在与全国优秀的专家学者们探讨、交流和走访众多的基层医院院长后，公司决定将业务模式升级为 2.0 版本。

2.0 版本就是建立紧密型专科医联体，携手北上广医疗专家，将一流的医学技术，通过名医"铸刀"的方式进行传帮带，切实把优质医疗资源下沉至市、县一级基层医院。这样一来，专家便可以为不止一台手术下基层，在提高专家工作效率的同时，也通过拼单的方式降低了患者的均摊成本。自药品零加成等相关政策出台以后，外科便成了整个医疗价值产业链中最重要的一环。在外科手术这个万亿级别的医疗市场中存有太多中间商，名医主刀通过发展 2.0 版本的紧密型专科医联体业务，为基层医院进行手术室升级、硬件质量提升，甚至为其提供手术后续的相关耗材，可以大幅压缩掉小型手术中的中间商差价，真正惠利广大患者。

3.0 版本的业务则是特别为有定制需求的患者所提供的，也就是名医主刀自营的日间手术中心、覆盖全球名医资源的 MDT 多学科名医会诊中心。该中心坐落在上海虹桥国际医学中心四楼，2019 年下半年正式投入使用。公司业务 2.0 版本与 3.0 版本是互补的关系，刚好是基层医疗与高端医疗的结合，此外，两块业务还能实现联动效应。3.0 版本的业务在满足基层医院患者高端需求的同时，患者的术后康复护理仍可在基层医院进行，从而实现双向转诊。

随着三个版本的不断更新与升级，名医主刀的业务体系也愈发成熟和具有特色。名医主刀目前三大业务线齐头并进（见图 12-1）：互联网手术平台（To C）为患者提供国内外专家手术预约服务；基层医院紧密型专科医联体合作业务（To B）切实将优质医疗资源下沉至广阔的市县级基层医院，并在这一过程中带动手术产业链，实现大规模盈利；日间手术中心以一站式 MDT 为特色，汇集全球名医名院资源（包括美国德州大学 MD 安德森癌症中心中国分院、克利夫兰诊所中国分院、华山西院等），以高品质的就医体验为目标，辐射长三角，为华东地区大病、疑难病患者提供优质的就医平台。

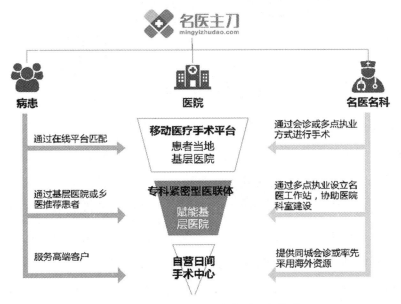

图 12-1　名医主刀医生集团业务模式

三大业务体系从服务人群上实现互补，既能为基层患者、基层医生输送优质专家资源，让患者"大病不出县"，同时上海名医会诊中心又能满足高端人群的私人订制化医疗的需求。在商业模式上互相补足，使名医主刀在同行业内独具一格。

（二）名医主刀盈利模式

名医主刀通过搭建三大业务体系，形成商业盈利模式（见图12-2）。

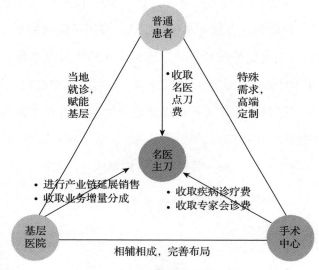

图12-2　名医主刀医生集团盈利模式

患者通过名医主刀预约专家在基层医院进行手术，名医主刀向患者或健康管理公司等埋单方收取医生点刀费；通过引导患者流向基层医院进行手术，在提高基层医院业务收入的基础上，向基层医院收取科室业务增量分成，并向基层医院进行产业链延展销售，名医主刀与外科相关供应链厂商合作，可为合作医院提供集中采购服务，降低采购成本，赋能基层。而自营日间手术中心则主要向高净值客户收取疾病诊治及专家会诊服务费用。

通过互联网平台，名医主刀可以直接帮助患者在线无缝预约国内外顶级专家资源，配合多方会诊或多点执业方式，在患者所在地的基层医院进行手术，实现资源高效匹配，解决患者和专家的"痛点"。

在这一过程中，患者本人或家属只需登录平台，提供基础资料（姓名、性别、年龄、疾病诊断、就诊医院、治疗状况等）以及相关检查资料（核磁、CT、病理、B超及相关诊断检验报告等）相关信息，平台即可根据患者情况匹配最适合的专家，并通过平台业务流量及手术患者提供的全面疾病信息及影像资料，形成垂直病种内最完善的大数据，为医疗人工智能研发提供源源不断的数据来源。

通过在线移动医疗手术平台业务模式，患者和专家都能从中获益。一方面，解决患者看病难看病贵问题，成为患者享受优质医师资源的新途径，并节省了手术费用；另一方面，为专家提供安全便捷的多点执业服务，提升医生阳光化收入，同时在学术科研等领域赋能医生。

二、名医主刀医生集团发展模式分析

名医主刀作为一家创新型的医疗服务辅助机构，在我国医疗市场现有格局下，发展多样化、多种形式的办医模式，形成公平、有序的竞争，走出了创新的发展模式（见图 12 - 3）。

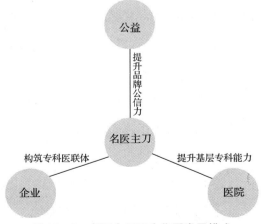

图 12 - 3　名医主刀医生集团发展模式

（一）公益＋医疗，提升品牌公信力

名医主刀合作多家公益基金，通过为基层医院、百姓等提供帮扶、义诊等公益项目活动，提升品牌知名度和医院公信力。

在精准扶贫方面，名医主刀在贵州省大方县为300多位患者进行免费诊断。此外，名医主刀还在陕西、湖北、河北、湖南等七个地区进行医疗扶贫。

（二）企业＋医院，赋能基层

1. 助力基层医院开辟新学科

"授人以鱼不如授人以渔"一直以来都是名医主刀所追求的价值理念。基层医院在加强科室建设方面有需求，而公司有名医名科资源，且可提供设备耗材、资金运营等支持，能够有效帮助基层医院提升诊疗能力，从而诞生了一项新的业务模式——紧密型专科医联体。同基层医院紧密联合，实行属地化管理，通过基层医院医生及乡医推荐患者，从而为更多患者服务。

"保基本、强基层、建机制"是近年来医改工作的重中之重，切实提高基层医院的诊疗水平，是国家医改关于落实分级诊疗政策的有效途径。名医主刀联合上海东方肝胆外科医院郑亚新教授、青岛大学附属医院韩冰教授、北京301医院赵之明教授等多位专家教授支持青岛市第六人民医院成立肝胆外科。青岛市第六人民医院肝胆外科的正式开业，意味着青岛人民的肝胆疾病将不再是难以逾越的鸿沟，在家门口享受北上广名医资源将成为现实。

2. 基层赋能，大力提升医疗水平

名医主刀携手首都医科大学附属宣武医院疼痛诊疗中心赋能基层医院，于2018年7月在山西省沁水县人民医院成立宣武医院首席专家倪家骧教授疼痛诊疗团队工作站。

沁水县人民医院与首都医科大学宣武医院疼痛诊疗中心、中国疼痛康复产业技术创新战略联盟合作，挂牌"疼痛诊疗示范基地"，标志着医院乃至整个沁水县的疼痛患者有了真正属于自己的诊疗中心。

名医主刀通过合作将持续为沁水县人民医院输送优质的"专家＋运营＋公益＋品牌＋资金＋硬件"六大支柱（见图12－4），全面贯彻国家促进优质医疗资源下沉到基层的号召，为沁水县人民医院提供一体化、一站式的紧密型疼痛专科医联体的解决方案，帮助老百姓花少量的钱，体验到更优质的医疗服务。

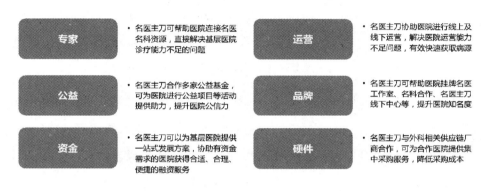

图12－4　六大支柱提升基层医疗机构运营能力

通过沁水模式，名医主刀集团帮助沁水县人民医院各科室在门诊、手术等业务和科室收入上实现了大幅度的提升。（见图12－5、图12－6）。

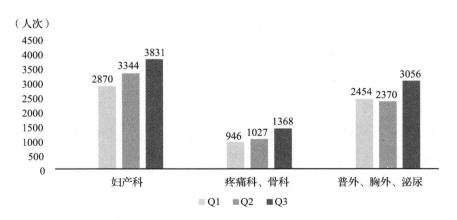

图12－5　沁水县医院手术科室2018年门诊量季度增长情况

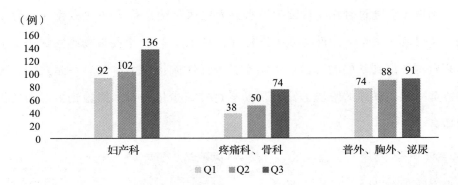

图 12 - 6　沁水县医院手术科室 2018 年手术量季度增长情况

此外，名医主刀还积极推进基层医院与大医院进行"学科共建与分级诊疗"模式。2018 年 1 月，名医主刀联合首都医科大学宣武医院疼痛诊疗中心、山东省滨州市沾化区中医院共同推进疼痛专科医联体建设。今后，首都医科大学宣武医院强大的"医、教、研"优势专家资源，将为滨州市沾化区中医院的诊疗水平和社会认可度提供强大的依托力，而患者在该中心就诊，就能享受到首都医院专家们的优质诊疗服务，为老百姓就医带来实质性的便利和强有力的保障。

通过名医主刀平台，专家与医院进行一对一定向协助，并按照"双向选择、相互认定"的原则，通过医疗、科研、教学、管理资源共享、远程会诊、专家巡诊、定期坐诊、定期手术、开展专题讲座等形式进行多方面交流，培养当地医疗人才，从而最大限度实现联盟医院内部的优势互补，带动基层医院共同发展，为当地老百姓的就医环境切切实实带来改变和提升。

（3）企业＋企业，构建专科医联体

除了三大业务的医疗服务模式创新以外，名医主刀在商业合作上也有诸多创新之处。以"互联网＋"为基础，与专科医生集团和央企进行相互合作，打造强有力的外科优质资源，使集团战略布局迈出坚实一步。

名医主刀在发展的同时，不断进行模式探索，一种高度精准、深度融合、适应新时代发展需求的"医院资源密集型企业 + 专家资源密集型企业"医疗合作生态通过与华润医疗集团的合作应运而生。

结语

随着社会办医管理政策的日渐完善，市场走向成熟，名医主刀的发展之路将同样充满挑战。

名医主刀的人才模式主要依靠签约名医专家，但专家资源的有限性，难免会限制企业发展，随着参与外科手术市场的竞争对手不断增加，人才资源将成为名医主刀不得不面临的困境，如何培养和建立自有人才资源储备，是名医主刀长期可持续发展的关键。

除此之外，仅靠互联网平台能否真正推动优质资源下移基层，其实质效果依然有待商榷。至少目前，大型公立医院仍是多数患者看病和手术的第一选择，想要提高患者对名医主刀品牌的认可度和接受度，仍有较为漫长的路要走。

（胡　丹）

声　明

　　本书案例仅适用于医院管理与研究讨论，不作为患者就诊的推荐与建议。